中医中药中国行·中医药健康养生文化科普读本

# 中医教你学养生

## ——中医药基本养生知识

主　编　李灿东

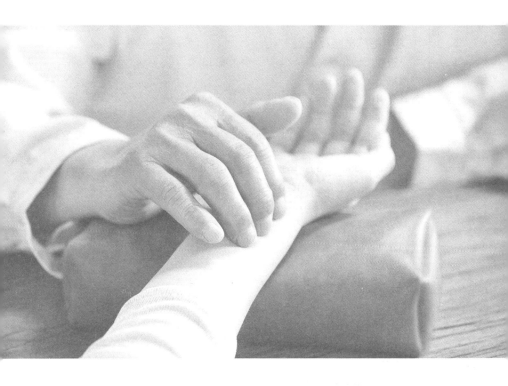

中国中医药出版社
·北京·

U0346568

**图书在版编目（CIP）数据**

中医教你学养生：中医药基本养生知识 / 李灿东主编 . —北京：
中国中医药出版社，2018.7

（中医中药中国行·中医药健康养生文化科普读本）

ISBN 978 – 7 – 5132 – 5038 – 2

Ⅰ.①中…　Ⅱ.①李…　Ⅲ.①养生（中医）—普及读物
Ⅳ.① R212–49

中国版本图书馆 CIP 数据核字（2018）第 125577 号

---

**中国中医药出版社出版**

北京市朝阳区北三环东路 28 号易亨大厦 16 层
邮政编码　100013
传真　010–64405750
廊坊市晶艺印务有限公司印刷
各地新华书店经销

开本 880×1230　1/32　印张 8　字数 193 千字
2018 年 7 月第 1 版　2018 年 7 月第 1 次印刷
书号　ISBN 978 – 7 – 5132 – 5038 – 2

定价　39.80 元
网址　www.cptcm.com

**社 长 热 线　010–64405720**
**购 书 热 线　010–89535836**
**维 权 打 假　010–64405753**

**微信服务号　zgzyycbs**
**微商城网址　https://kdt.im/LIdUGr**
**官 方 微 博　http://e.weibo.com/cptcm**
**天猫旗舰店网址　https://zgzyycbs.tmall.com**

如有印装质量问题请与本社出版部联系（010–64405510）
版权专有　侵权必究

# 《中医教你学养生》

## 编委会

主　编　李灿东

副主编　林雪娟

编　委　（按姓氏笔画排序）

李书楠　李思汉　陈启亮　翁　慧　雷黄伟

# 序 言

在远古时代，中华先贤尝百草，观天地，法自然，创造了中医药。在其漫长的传播过程中，逐渐汇聚众人智慧，孕育了璀璨夺目的中医药文化，千百年来，默默守护着中华民族的健康，抵御了无数次病魔入侵，陪伴中华文明，一路坎坷，绵延至今。作为优秀的中华儿女，应当继承先贤绝学，继续弘扬中医药文化，使其为人类健康事业做出贡献，如此，实乃国家之福、世界之幸。

随着时光流逝，世界进入了21世纪，现代医学科技飞速发展，为人类健康做出了巨大贡献，古老的中医"似乎"显得有些落伍了。曾几何时，有人认为"中医不够科学，应该淘汰"。可是，随着历史的发展，现代医学的局限性也日渐显露：分科过细，不顾全局，导致"头痛医头，脚痛医脚"；滥用抗生素，导致细菌、病毒疯狂进化，药物效果越来越差；药物毒副作用较大，导致各种后遗症；对慢性病和一些疑难杂症疗效较差；医疗费用越来越高；新生疾病越来越多……

此时，一些有识之士开始关注中医，希望在中医宝库中找到对抗病魔的智慧。古老的中医没有让人们失望，其独树一帜的疗效被越来越多的人们所青睐，逐渐走上世界舞台，展现出蓬勃的生命力，且已成为中国对外文化交流的重要名片。

1

但是，学习中医之难非常人所能想象，非心思颖悟、天性淡泊、文蕴深厚、毅力坚韧者不可。古有"不为良相，则为良医"的说法，宰相当然难做，可中医亦难做！学中医，先要熟读经典，谙熟药性，洞察经络，广阅病患，潜心钻研，然后方可有得，但步步艰难，绝非轻易可成。

所以，良医难得，庸医误人之事也时有发生。在这个信息爆炸的时代，到处充斥着真假难辨的医疗信息，作为普通人，虽不能悬壶济世，救人疾苦，但应该了解一些最起码的中医药知识，学会调养自己和家人的身体，能处理一些简单、常见的疾病，懂得预防、缓解一些常见病和慢性病，不被居心不良的人轻易欺骗。在这种形势下，中医药知识的科学普及工作就显得意义深远、时不我待。

如今，由中医中药中国行组委会领头编撰的《中医中药中国行·中医药健康养生文化科普读本》系列丛书面世，汇聚中医药行业精英，广搜博采，精心编撰，易学易用，简便廉验，力求展示中医药文化精髓，为增进大众健康、弘扬中医药事业略尽绵薄之力，诚可谓善事善行、利国利民。

文以载道，可教化民心，移风易俗，切不可轻视。初见此书，感触良深，故欣为之序！


首届"国医大师"

首都国医名师

中国中医科学院主任医师

北京中医药大学名誉教授

2018 年 6 月

# 前　言

中国养生文化博大精深，源远流长，在发展过程中融合了自然科学、人文科学和社会科学等诸多因素，以独特的理论体系为基础，以丰富的临床经验为特点，在世界传统养生文化中举世无双，为中华民族的繁衍昌盛和保健事业做出了巨大的贡献。

本书是《中医中药中国行·中医药健康养生文化科普读本》第一册，旨在向大众普及中医药养生的基本知识。第一章告诉大家中医药基本知识，包括阴阳五行、五脏六腑、气血津液、经络、健康状态、病因病机等，第二章介绍中医养生思想和养生原则，第三至六章分别从体质养生、时辰养生、节气养生、运动养生的角度介绍中医养生知识、要点与方法。本书还针对当前社会关心的中医养生的热点、难点问题给予解答。

本书力求集科学性与实用性于一体，内容全面丰富，语言通俗易懂，贯穿了"道法自然"的哲学思想，所介绍的中医养生理念立足于满足百姓对健康认知的需求，介绍的养生方法以自助为主，操作简单。本书既可以作为百姓养生保健的科普读物，也可供中医学习者、养生爱好者、健康管理师参考学习。

本书的编辑出版得到了福建中医药大学国医博士团队和中国中

医药出版社的大力支持，在此表示感谢！同时也向所引用的参考书籍、文献的各位作者表示感谢！

《中医教你学养生》编委会

2018 年 6 月 1 日

# 目录

# 第三章　体质养生 /69

# 第四章 时辰养生 /111

# 第五章 节气养生 /149

# 第一章 中医药基本知识

中医学是在中国古代唯物论和辩证法思想的影响和指导下，通过长期的医疗实践，不断积累，反复总结而逐渐形成的具有独特风格的传统医学科学，是中国人民长期同疾病做斗争的极为丰富的经验总结，具有数千年的悠久历史，是中国传统文化的重要组成部分。它历史地凝结和反映了中华民族在特定发展阶段的观念形态，蕴含着中华传统文化的丰富内涵，为中华民族的繁衍昌盛和保健事业做出了巨大贡献，是中国和世界科学史上一颗罕见的明珠。

中医药基本知识包括阴阳五行、脏腑、气血津液、经络、健康状态、病因病机等。

# 阴阳五行

阴阳五行学说是我国古代朴素的辩证唯物哲学思想。古代医学家借用阴阳五行学说来解释人体生理现象、病理变化，指导临床的诊断和防治，并用以总结医学知识和临床经验，这就逐渐形成了以阴阳五行学说为基础的祖国医学理论体系。

 阴阳

### 1. 阴阳的概念

阴阳是对自然界相互关联的某些事物或现象对立双方的概括。阴和阳，既可以代表两个相互对立的事物或势力，如水和火；又可以代表和用以分析同一事物内部所存在的相互对立的两个方面，如腹和背。

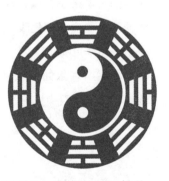

一般来说，阳代表事物具有动的、活跃的、刚强的等属性的一面，例如，动、刚强、活跃、兴奋、积极、光亮、无形的、机能的、上升的、外露的、轻的、热的、增长等。阴代表事物具有静的、不活跃、柔和等属性的另一面，例如，静、柔和、不活跃、抑制、消极、晦暗、有形的、物质的、下降的、在内的、重的、冷的、减少等。

**2. 阴阳的相互关系**

阴阳的相互关系是指阴阳之间存在的对立、互根、消长和转化的关系。

（1）阴阳对立

阴阳是说明事物的两种属性，是自然界相互联系的事物和现象对立双方的概括。如天为阳、地为阴；白天为阳、黑夜为阴；上为阳、下为阴；热为阳、寒为阴；阳电与阴电等。诸如此类，说明了不论何种事物，都是有其对立面存在于宇宙间的。但是，事物的阴阳属性不是绝对的，而是相对的，必须根据互相比较的条件而定。就人体而言体表为阳，内脏为阴；就内脏而言，六腑属阳，五脏为阴；就五脏而言，心肺在上属阳、肝肾在下属阴；就肾而言，肾所藏之"精"为阴，肾的"命门之火"属阳。由此可见，事物的阴阳属性是相对的。

（2）阴阳互根

阳依附于阴，阴依附于阳，在它们之间，存在着相互滋生、相互依存的关系，即任何阳的一面或阴的一面，都不能离开另一面而单独存在。以自然界来说，外为阳、内为阴；上为阳，下为阴，白天为阳、黑夜为阴。如果没有上、外、白天，也就无法说明下、内、黑夜。以人体生理来说，功能活动属阳，营养物质（津液、精血等）属阴。各种营养物质是功能活动的物质基础，有了足够的营养物质，功能活动就表现得旺盛。从另一方面来说，营养物质的来源，又是依靠内脏的功能活动而吸取的。

（3）阴阳消长

阴阳消长指阴阳双方在对立互根的基础上永恒地运动变化着，不断出现"阴消阳长"与"阳消阴长"的现象，这是一切事物运动发展和变化的过程。例如，四季气候变化，从冬至春夏，由寒逐渐变热，是一个"阴消阳长"的过程；由夏至秋冬，由热逐渐变寒，又是一个"阳消阴长"的过程。由于四季气候阴阳消长，才有寒热温凉的变化，万物才能生长收藏。如果气候出现了反常变化，就会产生灾害，人体也会随之生病。

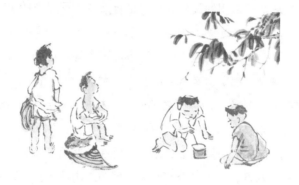

（4）阴阳转化

阴阳转化指同一体的阴阳，在一定的条件下，当其发展到一定的阶段，其双方可以各自向其相反方面转化，阴可以转为阳，阳可以转为阴，称之为"阴阳转化"。

如果说"阴阳消长"是一个量变过程的话，那么"阴阳转化"便是一个质变的过程。例如，寒"极"时，便有可能向热的方向转化，热"极"时，便有可能向寒的方向转化。临床上常见的各种由实转虚、由虚转实、由表入里、由里出表等病证变化，也是阴阳转化的例证。

**3. 阴阳在中医学中的应用**

（1）阴阳与人体解剖部位的关系

根据上述之"外为阳，内为阴；上为阳，下为阴；背为阳，腹为阴"的规律，则人之皮毛在外为阳，脏腑在内为阴；头在上为阳，足在下为阴。

（2）阴阳与人体生理的关系

人体的健康与否，决定于阴阳是否调和。人体摄取饮食后，经过脾、胃的腐熟运化，将营养物质运送至全身各处，使肉体增长强壮、使生命活动力旺盛。食物消化后有形的废料，由前后二阴排出。人体之阴阳若是保持在平衡的情况下，人体就健康。

（3）阴阳与人体病理的关系

人体阴阳失去平衡后，就会表现出各种症状来，古人对症状的分类，也是用阴阳来代表和说明的。阳证，一般表现的症状是：发热、口渴、脉数（快）等，这类症状，古人又称为热（阳）证。阴证，一般表现的症状是：不发热、口不渴、手足冷、脉迟（慢）等，这类症状，古人又称为寒（阴）证。这就是《黄帝内经》所说的"阳胜则热，阴胜则寒。"

阴阳偏衰，是指阴或阳低于正常水平的失调，其一方低于正常水平，而另一方保持正常水平，或双方都不同程度地低于正常水平，故出现虚证。阴不足，阳正常则阴虚生内热；阳不足，阴正常则阳虚生外寒；阴阳双方都不同程度的不足，则虚寒、虚热并见或阴阳两虚。

（4）阴阳在诊断上的应用

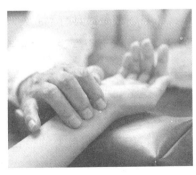

阴阳是诊断的总纲。疾病虽然很多，但其属性不外阴阳两类，如从疾病发展部位来看，不在表（阳），就在里（阴）；从疾病性质来看，有热证（阳），也有寒证（阴）；从疾病发展趋势来看，即有实证（阳）和虚证（阴）。总之，阴阳可以概括疾病的属性。

（5）阴阳在治疗上的应用

中药种类甚多，但就其性能不外阴阳两类，从药性寒、热、温、凉来看，温热属阳，寒凉属阴。治疗总原则是"调整阴阳，以平为期"，这也是治疗的基本出发点。针对阴阳盛衰，采取补其不足，泻其有余，使阴阳偏盛偏衰的异常现象得到纠正，恢复其相对平衡状态。中医常用"寒者热之，热者寒之，实者泻之，虚者补之"的治疗原则，促使失调的阴阳重新恢复到相对的平衡。临床上借药性之偏，来纠正人体阴阳之偏，使达到"阴平阳秘，精神乃治"。

总之，阴阳既是事物变化的动力，又是事物变化的规律，而事物的变化过程又是时空合一的状态。阴阳平衡，共同维持气的生生之机，产生人体不同的功能，并表现出不同的生命状态。若阴平阳秘，人体便处于健康状态；若阴阳失调，人体便处于疾病状态。而阴阳自和的内在动力又可以使机体由疾病状态转向健康状态。

# 五行

## 1. 五行的概念

五行，即是对具有木、火、土、金、水5种属性物质运动状态的高度概括。五行学说认为：宇宙间的一切事物，都是由木、火、土、金、水5种物质元素所组成，自然界各种事物和现象的发展变化，都是这5种物质不断运动和相互作用的结果。

## 2. 五行的特性

五行作为物质自身的特性，其表现为"木曰曲直""火曰炎上""土爱稼穑""金曰从革""水曰润下"。即，木具有生长、能屈能伸、升发的特性；火具有发热、温暖、向上的特性；土具有载物、生化的特性；金具有能柔能刚、变革、肃杀的特性；水具有滋润、就下、闭藏的特性。当把五行作为 5 种物质的运动方式时，便产生了生克制化的关系。

### 3. 五行的调节机制

（1）五行的正常调节机制

五行的正常调节机制包括五行的生克制化，五行的生克制化包括相生、相克、制化等内容，是探索和揭示事物之间的相互联系和相互协调的整体性和统一性。

①五行相生：相生即五行递相资生、助长、促进之意。五行之间互相滋生和促进的关系称作五行相生。五行相生的次序是：木生火，火生土，土生金，金生水，水生木。

②五行相克：相克即五行相互制约、克制、抑制之意。五行之间相互制约的关系称之为五行相克。五行相克的次序是：木克土，土克水，水克火，火克金，金克木。

在上述生克关系中，任何一行皆有"生我"和"我生"、"克我"和"我克"四个方面的关系。以木为例，"生我"者水，"我生"者火；"克我"者金，"我克"者土。

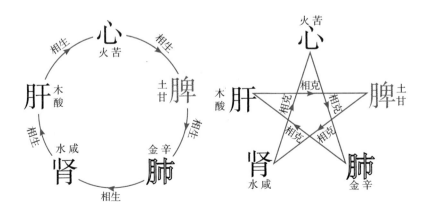

③五行制化：五行中的制化关系，是五行生克关系的结合。相生与相克是不可分割的两个方面。没有生，就没有事物的发生和成长；没有克，就不能维持正常协调关系下的变化与发展。因此，必须生中有克（化中有制），克中有生（制中有化），相反相成，才能维持和促进事物相对平衡协调和发展变化。五行之间这种生中有制、制中有生、相互生化、相互制约的生克关系，称之为制化。五行制化的规律是：木克土，土生金，金克木；火克金，金生水，水克火；土克水，水生木，木克土；金克木，木生火，火克金；水克火，火生土，土克水。

生克制化规律是一切事物发展变化的正常现象，在人体则是正常的生理状态。五行学说用这一理论来说明自然界气候的正常变迁和自然界的生态平衡，以及人体的生理活动。

（2）五行的异常调节机制

五行的异常调节机制包括五行母子相及和乘侮胜复。

①母子相及：母子相及是指五行生克制化遭到破坏后所出现的不正常的相生现象，包括母病及子和子病及母两个方面。母病及子与相生次序一致，子病及母则与相生的次序相反。如木行影响到火行，叫作母病及子；影响到水行，则叫作子病及母。

②五行相乘：乘，即乘虚侵袭之意。相乘即相克太过，超过正常制约的程度，使事物之间失去了正常的协调关系。五行之间相乘的次序与相克同，但被克者更加虚弱。

"相克"和"相乘"是有区别的，前者是正常情况下的制约关系，后者是正常制约关系遭到破坏的异常相克现象。在人体，前者为生理现象，而后者为病理表现。但是近人习惯将相克与反常的相乘混同，将病理的木乘土混称为木克土。

③五行相侮：侮，即欺侮，有恃强凌弱之意。相侮是指五行中

的任何一行本身太过，使原来克它的一行，不仅不能去制约它，反而被它所克制，或是某一行太弱，反而被其所克的一行制约，即反克，又称反侮。

相乘相侮均为破坏相对协调统一的异常表现。乘侮，都凭其太过而乘袭或欺侮。如木有余而金不能对木加以克制，木便过度克制其所胜之土，这叫作"乘"，同时，木还恃己之强反去克制其"所不胜"之金，这叫作"侮"。反之，木不足，则不仅金来乘木，而且其所胜之土又乘其虚而侮之。

总之，五行具有两种调节机制，一为正常情况下的生克制化调节机制，一为异常情况下的胜复调节机制。通过这两种调节机制，形成并保障了五行之间的动态平衡和循环运动。

### 4. 五行学说在中医学中的应用

中医学在"天人合一"思想的指导下，将五行学说用于医学探索中，并形成独特的中医学五行理论，根据五脏特性，将五脏系统归属五行，并阐述了五脏的生克关系。即肝属木，心属火，脾属土，肺属金，肾属水。肝具有木的特性，心具有火的特性，脾具有土的特性，肺具有金的特性，肾具有水的特性，五行间既相互滋生又相互制约，以维持它们之间的平衡。

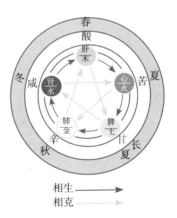

如果五行生克制化正常，无太过或不及，那么人体便处于健康状态；如果五行生克异常，机体便会产生疾病。在五行生克异常的情况下，可使某行处于太过或不足的状态，从而使机体处于相应的疾病状态。在治疗上则必须还原五行的正常状态以及正常的生克制化状态，泻其有余，补其不足，以恢复机体的健康。

　　五行学说主要是运用五行的特性来分析和归纳人体的形体结构及其功能，以及外界环境各种要素的五行属性；运用五行的生克制化规律来阐述人体五脏系统之间的局部与局部、局部与整体，以及人与外界环境的相互关系；用五行乘侮规律来说明疾病的发生发展的规律和自然界五运六气的变化规律，而且还有指导临床诊断、治疗和养生康复的实际意义。五行学说的应用，加强了中医学关于人体及人与外界环境是一个统一整体的论证，使中医学所采用的整体系统方法更进一步系统化。

# 五脏六腑

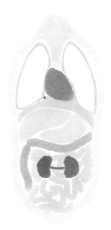

　　脏腑是人体五脏（肝、心、脾、肺、肾）、六腑（胆、小肠、胃、大肠、膀胱、三焦）和奇恒之府（脑、髓、骨、脉、胆、女子胞）的总称。其主要是人体内部视之可见、触之可及的实体脏器，它是在古代运用解剖的方法，实际观察、测量而来的。

 五脏

## 1. 心

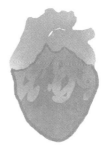

　　心位于胸腔偏左，膈膜之上，肺之下，圆而下尖，形如莲蕊，外有心包卫护。心，在五行属火，主血脉，藏神，与四时之夏相通应，《黄帝内经》称心为"君主之官"，掌管一身的气血运行。心与小肠、脉、面、舌等构成心系统。

　　心主血脉，是指心气具有推动血液在脉中循环运行的功能，是保证血液正常运行的条件。若心血气不足，则血脉空虚，表现为面色无华、心悸、舌色淡白、脉象细弱无力等。

　　心藏神，心的气血充盈，神得以涵养，则人体神志清楚、神思敏捷、睡眠香甜。若出现记忆力下降，睡眠浅而多梦，则表明心气、心血不足。

喜为心志，大喜伤心。喜乐过度会使心气散乱，注意力难以集中，重者可见精神散乱，甚或心气暴脱而亡，比如"范进中举"就是大喜伤心的典型例子。若心气逆乱，则喜笑不休；若心气不足，则令人悲伤。

心开窍于舌。中医通过观察舌的形态与色泽变化，以及语言表达的流利程度来判断心的功能状况。比如舌尖经常溃疡的人，就是心火旺；讲话时频繁出现断点，就是心气虚弱；舌根下的静脉色泽紫黯而曲张，就是心虚瘀阻。

心五行属火，心火亢盛，常出现：心悸、心前区疼痛、口舌生疮、失眠多梦等。

## 2. 肺

肺，位居胸中，左右各一，呈分叶状，质疏松。肺在五行属金，主宣发肃降，主气司呼吸，助心行血，通调水道，与四时之秋相应。《黄帝内经》认为肺为"相傅之官"，被称为人体的宰相，掌管生命的气机运行。肺与大肠、皮、毛、鼻等构成肺系统。

肺主宣降，包括肺的宣发和肃降功能，肺主宣发是指肺气具有向上升宣和向外布散的作用，体现在呼出浊气、输布津液精微于体表、宣发卫气等方面；肺主肃降是指肺气具有向下、向内的清肃通降的作用，体现在吸入清气、向各个脏腑输布津液精微、通调水道等方面。肺气必须在宣降正常的情况下才能保持其主气、司呼吸、助心行血等正常的生理功能。

肺主气是肺主呼吸之气和肺主一身之气的总称。肺为体内外气体交换的场所，通过吸入自然界的清气，呼出体内的浊气，实现了体内外气体的交换。肺不断地呼浊吸清，吐故纳新，促进气的生成，调节着气的升降出入运动，从而保证了人体新陈代谢的正常进行。

肺朝百脉、助心行血。肺主一身之气，贯通百脉，调节全身的气机，故能协助心脏主持血液循行。

肺在志为悲，悲伤会阻滞人体气机的运行，故过悲则伤肺。多愁善感的林黛玉，整日郁郁寡欢、悲悲切切，最终因肺病而死，是大悲伤肺的典型例子。因此，我们应该保持乐观的心态，避免不必要的悲伤情绪，否则有害于肺。

肺开窍于鼻，若肺气虚，鼻失所养，则见鼻塞、流涕、喷嚏、嗅觉迟钝等。喉为肺之门户，若肺阴不足，喉失所养，喉部不利，则声音嘶哑。

### 3. 脾

脾位于腹腔上部，膈膜之下，与胃以膜相连。脾在五行属土，主运化、主统血，为气血生化之源，故有后天之本之称。脾与四时之长夏相应，并与胃、肉、唇、口等构成脾系统。

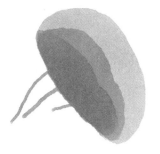

中医所讲的脾，并不是西医解剖学中的脾脏，而是包括了消化系统各器官综合功能的脏器（其余的心、肝、肺、肾四脏，也都不是完全西医解剖学所说的心脏、肝脏、肺脏、肾脏）。

脾主运化，是人体气血的"生产工厂"，就是将食物消化成为营养物质（也就是气血），并将其运送到全身各处，是五脏气血生化的源头。脾失健运，常表现为食欲不振、食后腹胀、便溏、倦怠、消瘦等症状。

脾主升，包括升清和升举内脏两个方面的作用。脾主升清是将消化吸收的水谷精微从中焦上输于心肺、头面，营养全身。脾主升举内脏是指托举内脏，主要是维持内脏位置的相对稳定。若脾气虚弱、升举无力，则会出现内脏下垂的病证，如胃下垂、肾下垂、子宫下垂等。

脾主统血，指的是脾有统摄、约束血液在脉中正常运行而不溢出脉外的功能。若脾不统血，则会出现长期慢性皮下出血、便血、尿血、月经过多等病证。

思为脾之志，过思伤脾。三国时期的诸葛亮就是因为思虑过度造成脾胃虚弱，无力运化水谷精微，气血生化无源，后天失养，终因操劳过度而亡。

脾开窍于口，其华在唇，饮食口味与脾主运化的功能密切相关。脾气健运，则口味正常。脾气虚弱，则口淡乏味；脾胃有热，则口臭；脾有湿热，则口甜、口腻等。

### 4. 肝

肝位于腹部，横膈之下，右胁之内。肝在五行属木，主疏泄，喜条达而恶抑郁，主藏血，与四时之春相应。《黄帝内经》把肝比喻为"将军之官"，用将军刚强急躁的性格来形容肝的生理特性。肝与胆、目、筋、爪等构成肝系统。

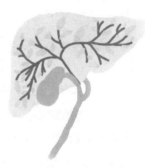

肝主疏泄、喜条达而恶抑郁，是指肝气具有疏通、调畅全身气机，进而促进精血津液的运行、情志的调畅、脾胃之气的升降及生殖功能的调节等作用。若肝失疏泄，则会出现情志抑郁、善太息；若肝气横逆犯脾胃，则出现嗳气、恶心、呕吐、脘腹胀痛等症；若肝气疏泄太过，肝气上逆，则表现为急躁易怒，两胁胀痛，心烦失眠，甚至血随气逆，出现头目胀痛、面红目赤、咯血、猝然昏仆、

不省人事等症。

性情急躁的人往往都是肝火旺，三国时的周瑜大怒之下箭伤迸裂、倒地而亡，就是"大怒伤肝"的典型案例。

肝藏血，指的是肝具有一定贮藏血液、调节血量和防治出血的功能。我们可以从指甲与眼睛的状况来判断肝血的盛衰。人手上的指甲是肝血盛衰的晴雨表，如果指甲比一般人要薄、脆、白，那就是肝血不足。

肝开窍于目，如果眼睛经常干涩，易迎风流泪，就表明肝阴血不够。

5. 肾

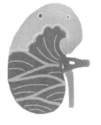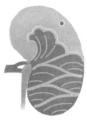

肾，位于腰部脊柱两侧，左右各一。肾在五行属水，主藏精，主水，主纳气，为人体脏腑阴阳之本、生命之源，在四时与冬季相应。古代医家又称肾为"先天之本"，与膀胱、骨髓、脑、发、耳等构成肾系。

肾藏精，主生殖，为封藏之本。若肾精气不足常见腰膝酸软、手脚冷、体虚乏力、脱发、牙齿松动、骨质疏松、夜尿多等症。肾精宜蛰伏闭藏而不宜泻，若肾失封藏，则会出现滑精、遗尿、多汗、大便滑脱不禁及女子带下、崩漏、滑胎等。

肾主水，指肾主持和调节人体水液代谢的功能。肾主水功能失调，开阖失度，就会引起水液代谢障碍。若气化失常，关门不利，阖多开少，小便的生成和排泄发生障碍可引起尿少、水肿等病理现象；若开多阖少，又可见尿多、尿频等症。

肾主纳气，是指肾具有摄纳肺所吸入的清气以保持呼吸深度的作用。若肾中精气不足，摄纳无权，则肺吸入的清气不得下行而归藏于肾，就会出现久病咳喘、呼多吸少、动则喘甚等病理表现。

老百姓常说"耳大有福"，背后的原理就是肾开窍于耳，肾气充足则耳大饱满、精力充沛，做事业自然拼劲十足、无往不利。经常耳鸣或者听力下降的人，就是表明肾气不足。

肾在志为恐，如果肾精充足，人体在接受外界刺激时，能产生相应的心理调节，虽恐而不过。若肾精不足，稍受刺激，即易恐惧不安。反之，过恐又会伤肾，肾气不固，出现遗精、滑胎、二便失禁等。

## 六腑

六腑是胆、胃、小肠、大肠、膀胱、三焦的总称。它们的共同生理功能是"传化物"，饮食物入口，通过食道入胃，胃受纳水谷，再经胃的腐熟，下传于小肠，小肠受盛化物，经过分清泌浊，其清者（精微、津液）由脾吸收，转输于肺，而布散全身，以供脏腑经络生命活动之需要；其浊者（糟粕）下达于大肠，大肠主津，吸收水液，形成粪便，糟粕再经传导，形成大便排出体外；而脏腑代谢产生的浊液则经三焦注入肾和膀胱，在肾气的蒸化作用下形成尿液，渗入膀胱，排出体外。

六腑的生理特性是受盛和传化水谷，具有通降下行的特性。每一腑都必须适时排空其内容物，才能保持六腑通畅、功能协调，故有"六腑以通为用，以降为顺"之说。突出强调"通""降"二字，若通和降的太过与不及，均属于病态。

六腑之中以胆最为特殊，其为六腑之首，又为奇恒之腑，其生理功能主要是贮藏排泄胆汁和主决断。贮藏于胆腑中的胆汁，在肝气的疏泄作用下排泄注入肠中，以促进饮食水谷的消化和吸收。并且胆在精神意识思维活动中，具有判断事物、做出决定的作用。

# 气血津液

　　气、血、津液是人体生命活动的物质基础，其运动变化规律也是人体生命活动的规律，气、血、津液的生成和代谢，有赖于脏腑、经络、组织、器官的生理活动，而脏腑、经络、组织、器官的生理活功，又必须依靠气的推动、温煦等作用及血、津液的滋养和濡润。因此，气、血、津液与脏腑经络及组织器官的生理和病理有着密切关系。

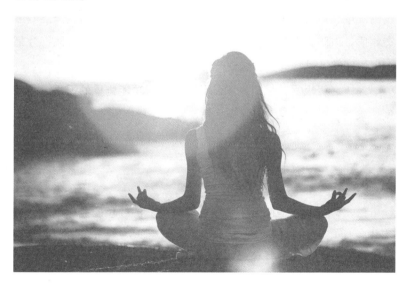

气

中医学认为，气是构成人体的最基本物质，也是维持人体生命活动的最基本物质。人体之气来源于先天之精气和后天摄取的水谷精气与自然界的清气，通过肺、脾胃和肾等脏腑生理活动作用而生成。

人体之气是不断运动着的活力很强的精微物质，流行全身，内至五脏六腑，外达皮肉筋骨，无处不到，是人体生命活动发生、发展、变化的动力。其运动可以概括为升、降、出、入四种基本形式。在人体整体的生命活动中，气的升与降、出与入是对立统一的矛盾，既相互促进，又相互制约，以维持气的运行畅通和协调平衡，从而保证各脏腑功能活动的正常进行。

气能推动和激发各脏腑、经络生理功能活动，促进精、血、津液的生成、运行和输布、排泄等，并且能稳固、统摄血、津液等液态物质，以防止无故流失。除此之外，气还能温煦人体和防御外邪入侵，能够通过气自身的运动产生各种变化。

人体之气根据其生成来源、分布部位、功能侧重的不同分为元气、宗气、营气、卫气、脏腑之气、经络之气等。

 血

血，即血液，是循行于脉中的富有营养的红色的液态物质，是构成人体和维持人体生命活动的基本物质之一。血主于心，藏于肝，统于脾，布于肺，根于肾，有规律地循行于脉管之中，在脉内营运不息，充分发挥灌溉一身的生理效应。

血的营养作用是由其组成成分所决定的。血循行于脉内，是其发挥营养作用的前提。血沿脉管循行于全身，为全身各脏腑组织的功能活动提供营养。全身各部（内脏、五官、九窍、四肢、百骸）无一不是在血的濡养作用下而发挥功能的。如鼻能嗅，眼能视，耳能听，喉能发音，手能摄物等都是在血的濡养作用下完成的。如若血量亏少，濡养功能减弱，则可能出现面色萎黄，肌肉瘦削，肌肤干涩，毛发不荣，肢体麻木等。

血液正常循行必须具备两个条件：一是脉管系统的完整性，二是全身各脏腑发挥正常生理功能，特别是与心、肺、肝、脾四脏的关系尤为密切。

## 津液

在体内，除血液之外，其他所有正常的水液均属于津液范畴。

津液广泛地存在于脏腑、形体、官窍等器官组织之内和组织之间，起着滋润濡养作用。同时，津能载气，全身之气以津液为载体而运行全身并发挥其生理作用。津液又是化生血液的物质基础之一，与血液的生成和运行也有密切关系。所以，津液不但是构成人体的基本物质，也是维持人体生命活动的基本物质。津液的功能主要包括滋润濡养、化生血液、调节阴阳和排泄废物等。

津与液虽同属水液，但在性状、功能及其分布部位等方面又有一定的区别。一般地说，性质清稀，流动性大，主要布散于体表皮肤、肌肉和孔窍等部位，并渗入血脉，起滋润作用者，称为津；其性较为稠厚，流动性较小，灌注于骨节、脏腑、脑、髓等组织器官，起濡养作用者，称之为液。

# 经络

经络学说是研究人体经络系统的组成、循行分布、生理功能、病理变化，以及与脏腑、气血等相互关系的中医学理论，是中医学理论体系的重要组成部分，也是针灸及推拿学的理论核心。

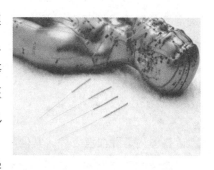

经络学说是在阴阳五行学说指导下形成的，与脏象、气血津液等学说互为补充，独到而深刻地阐明了人体生理活动和病理变化规律，对临床诊断疾病、拟定治则、处方遣药，特别是针灸、推拿以及气功等，具有重要的指导作用。故有"学医不知经络，开口动手便错"之说。

 ## 经络的含义

经络，是经和络的总称。经，又称经脉，有路径之意。经脉贯通上下，沟通内外，是经络系统中纵行的主干。经脉大多循行于人体的深部，且有一定的循行部位。络，又称络脉，有网络之意。络脉是经脉别出的分支，较经脉细小。络脉纵横交错，网络全身，无处不至。

经络相贯，遍布全身，形成一个纵横交错的联络网，通过有规律的循行和复杂的联络交会，组成了经络系统，把人体五脏六腑、肢体官窍及皮肉筋骨等组织紧密地联结成统一的有机整体，从而保证了人体生命活动的正常进行。所以说，经络是运行气血，联络脏腑肢节，沟通内外上下，调节人体功能的一种特殊的通路系统。

## 经络系统

经络系统是由经脉、络脉及其连属部分构成的。经脉和络脉是它的主体。

### 1. 经脉系统

经脉是经络系统的主干，主要有正经、经别和奇经三大类。

（1）正经

正经有十二，故又称"十二正经"或"十二经脉"，即手三阴经、足三阴经、手三阳经、足三阳经，共四组，每组三条经脉，合称十二经脉。十二正经有一定的起止，一定的循行规律，一定的循行部位和交接顺序，在肢体的分布及

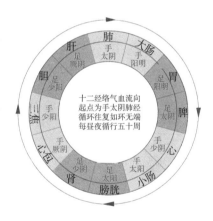

十二经络气血流向
起点为手太阴肺经
循环往复如环无端
每昼夜循行五十周

走向有一定的规律，与脏腑有直接的络属关系，相互之间也有表里关系。十二正经是气血运行的主要通道。

十二经脉的名称是：手太阴肺经、手厥阴心包经、手少阴心经、手阳明大肠经、手少阳三焦经、手太阳小肠经、足太阴脾经、足厥阴肝经、足少阴肾经、足阳明胃经、足少阳胆经、足太阳膀胱经。循行分布于上肢的称手经，循行分布于下肢的称足经。分布

于四肢内侧的（上肢是指屈侧）称为阴经，属脏；分布于四肢外侧（上肢是指伸侧）的称阳经，属腑。

（2）奇经

奇经有八，即督脉、任脉、冲脉、带脉、阴跷脉、阳跷脉、阴维脉、阳维脉，合称奇经八脉。因为相对于十二经脉，别道齐行，故称"奇经"。奇经八脉在循行分布过程中与十二经脉交叉连接，能加强十二经脉间的联系，调节十二经脉气血，与肝、肾、女子胞、脑及髓关系密切，有统率、联络和调节全身气血盛衰的作用。

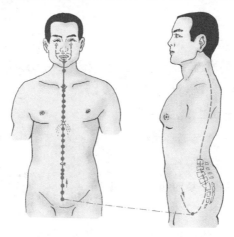

**任脉循行图**

（3）经别

十二经别是十二经脉别出的重要分支，它们分别起于四肢，循行于体内，联系脏腑，上出颈项浅部。阳经的经别从本经别出而循行体内，上达头面后，仍回到本经；阴经的经别从本经别出而循行体内，上达头面后，与相为表里的阳经相合。为此，十二经别不仅可以加强十二经脉中相为表里的两经之间的联系，而且因其联系了某些正经未循行到的器官与形体部位，从而补充了正经之不足。

**2. 络脉系统**

络脉有别络、孙络、浮络之分。

（1）别络

别络是络脉中较大者。别络有本经别走邻经之意，十二正经脉在四肢各有一支别络，包括督任二脉各有一支别络，另有脾之大络，共有十五支，十五别络的功能是加强表里阴阳两经的联系与调节作用。

（2）孙络

孙络是络脉中最细小的分支。

（3）浮络

浮络是浮行于浅表部位而常浮现的络脉。

**3. 连属部分**

（1）经筋

十二经筋是十二经脉之气"结、聚、散、络"于筋肉、关节的体系，是十二经脉的附属部分，是十二经脉循行部位上分布于筋肉系统的总称，它有连缀百骸，维络周身，主司关节运动的作用。

（2）皮部

十二皮部是十二经脉在体表一定部位上的反应区。全身的皮肤是十二经脉的功能活动反映于体表的部位，所以把全身皮肤分为十二个部分，分属于十二经，称为"十二皮部"。

 经络的生理功能

**1. 联络脏腑肢节，沟通表里上下**

人体是由五脏六腑、四肢百骸、五官九窍、皮肉筋骨等组成。它们虽各有不同的生理功能，但又互相协作，使机体保持着协调和统一。维护机体的协调统一，主要通过经络系统的联络作用。十二经脉及其十二经别纵横交错，入里出表，通上达下，循行络属于脏腑和官窍之间；奇经八脉联系与调节正经；十二经筋、十二皮部联络筋脉皮肉。因此，使人体不仅在组织上成为一个不可分离的整体，在生理活动上也成为一个协调共济的有机整体。实现了人体组织结构间、上下内外间联结有纽带，信息传递有通路，保证人体各部分能够协调统一，进行正常的生命活动。

### 2. 运行气血，濡养脏腑

经脉是气血运行的主要通道，将气血输布全身，为人体生命活动提供物质基础。人体各组织器官，均需气血的濡润滋养，以维持正常的生理活动。而气血之所以畅通无阻，通达周身，营养脏腑组织，并发挥抗御外邪、保卫机体的作用，必须依靠经络的传注。

### 3. 感应传导作用

经络既有感应接收信息的能力，又有传递发送信息的能力。经络因其运行气血而具有传送信息的功能，是人体信息传递的载体。人体上下内外各种生命信息的发出、交换、传递，都离不开经络系统信息传递网。正是有这个信息传递网，人体才能及时进行各种生命活动的自动调控。经络系统对于针刺（或其他刺激）感觉，有传递通导作用，是针灸推拿等外治手段治疗疾病的内在根据，又叫"经络感传现象"。

### 4. 调节作用

经络不仅有联络作用、运输作用和感应传导作用，还能沟通联系、运输气血、感应传导和协调阴阳，从而维持人体动态平衡。同时还能保持人体各部功能活动的平衡与协调，当机体发生疾病，出现气血不和、阴阳失调时，可运用针灸、推拿等疗法以激发经络的调节作用，故临床上许多疾病都可选用针灸推拿方法等调节经络之气，达到治疗疾病的目的。

# 健康状态

健康状态是对生命过程中不同阶段生命特征的概括，涵盖了健康与疾病。人在生命过程中的健康状态是变化的，并且可以通过客观的外在表征反映出来。健康状态辨识就是根据中医学理论，对生命过程中某一阶段的表征进行分析归纳，辨别状态的程度、部位、性质等要素，并做出状态诊断，进而辨别生命所处的状态的思维认识过程。

 ## 健康状态的分类

中医健康状态涵盖了个体人生命全周期不同阶段的生理病理特点、体质、证、病等。根据中医理论，按照疾病发生、发展的不同阶段可将人体状态分为：未病状态、欲病状态、已病状态与病后状态。

### 1. 未病状态

未病状态是指对于各种内外因素的刺激，人体都能通过"阴阳自和"的自我调整机制，保证正气处于一定水平并足以维持在正邪相争中的绝对优势，维持人体脏腑、经络、气血等功能的正常，生命体处于"阴平阳秘"状态，即"平人"状态。也就是说，未病即健康。人体要维持健康的状态，达到延年益寿的境界，除了躯体的完整和健全外，还包括心理及社会适应能力的正常。

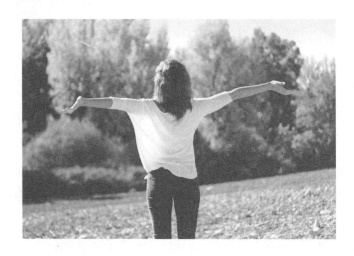

**2. 欲病状态**

欲病状态是人体处于未病与已病之间的一种状态。在外虽然有不适的症状表现，但仅仅是"苦似不如平常"，医生尚不足以诊断为某一种疾病，仍建议及早了解养生方法、尽快调理。

**3. 已病状态**

已病状态是指外在刺激或体内的应激导致人体的脏腑、经络、气血的功能出现了偏颇，超过人体自身阴阳的调节能力，生命体处于"阴阳失衡"状态。中医学认为，疾病是病邪作用于人体引发损害和正气抗损害这两个方面的矛盾斗争过程。在已病状态下，因个体差异，即机体脏腑、气血的差异，在疾病发生发展的过程，机体往往表现出发生疾病可能性大小的差异性，同时也表现出对某些疾病存在有倾向性、易感性。

**4. 病后状态**

病后状态又称瘥（愈）后，是指疾病的基本证候解除到机体完全康复的一段时间，包括瘥愈和好转。好转是疾病的基本证候虽然解除，但症状并未完全消失；瘥愈是疾病的症状全部消除，但机体正气不一定恢复正常。因此，病后状态往往存在极不稳定的阴阳自和，稍有不慎即可再患病；由于病后纳食减少或消耗增加，正邪相争而耗伤正气，易处正虚邪恋状态，若失于调护，可使痼疾再起或罹患他病。因此，对病后状态不可掉以轻心，要认真调护。

 ## 健康状态表征

　　健康状态表征，是指每种健康状态所表现的、具有内在联系的外部征象，如症状、体征、理化指标等。健康状态表征可以用适当的参数来描述，用以描述健康状态表征的参数，称为健康状态表征参数。它是指与健康状态相关的，用以描述健康状态表征的参数，或者是指对区分和辨识不同健康状态有贡献的参数。

　　人的健康状态受性别、年龄、疾病、心理、气候、地理、季节、社会等诸多因素的影响，又通过人体的各种表现，如症状、体征、理化指标等反映出来。因此，理论上讲，与人体健康状态相关的表征参数是无穷多的。传统中医诊断或各类"诊断标准"中与特定病、证诊断相对应的症状、体征、病史等都是表征参数。另外，如气候条件、四时节气、地理环境，以及理化指标和病理变化等都是健康状态判断的重要依据，也都是表征参数，甚至如颜色喜好、穿着习惯和睡卧姿势等都可能与心理、性格相关，也是表征参数。

 ## 健康状态要素

　　健康是一个复杂的过程，但是，无论状态多么复杂，都可以用状态要素来描述。状态要素是指状态的部位、性质、程度等要素，是状态辨识的核心。任何表征参数的采集都是为了辨别状态要素，任何状态名称都是由状态要素组合而成的。

### 1. 部位

这是指状态所反映的部位，是人体状态变化所发生和影响的脏腑、经络、四肢百骸等。在已病状态时称为病位，有五脏六腑之别，如心、脾、肾、肝、胃等，在未病状态及欲病状态时部位是反映不同个体（年龄、性别、群体）的生理病理特点、体质偏颇的重要依据，如反映小儿生理特点的"肝常有余，脾常不足"。辨别部位的意义在于了解是哪里的问题，这对于状态和演变趋势的判断是很重要的。

### 2. 性质

这是指状态的性质，是机体在特定状态发生的内外平衡、阴阳偏颇、邪正斗争的态势和特征，如寒、热、气虚、血虚、气滞、血瘀等。性质是状态辨识的核心和关键，性质的辨别结果，直接关系到干预、调护及治疗方法的确定，对任何状态的辨识都不可缺少。在已病状态下的性质即为病性，如阴虚、阳虚、痰等。未病状态和欲病状态反映的是体质、生理病理特点，辨别病性的意义在于判断阴阳偏颇、正气强弱、体质差异、邪气性质等。性质是状态调整、治疗立法的主要依据。

### 3. 程度

程度也可称之为轻重，是阴阳自和的功能状态偏离正常的幅度，程度反映了状态好坏程度、预后及转归。传统中医对程度描述较少，而且程度的标记大多是定性的，如"肥人多痰""瘦人多火"等，这些程度的描述受患者主观感觉及辨治者主观因素的影响。从状态的分类看，状态的程度可以区分为未病、欲病、已病和病后4种状态。从证的角度看，状态的程度可以分为无证、前证、显证，而显证还可分为轻、中、重3种程度。

## 健康状态辨识

### 1. 状态辨识原理

状态的诊断是医生对生命过程健康状态的判断。状态辨识的思维过程，是在中医理论指导下，对个体所表现出的表征信息进行综合分析，从而对个体整体反应的程度、部位、性质等要素做出判断，辨别生命所处的状态。

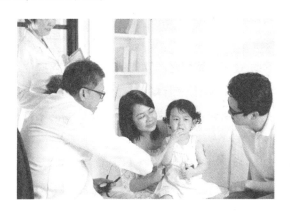

### 2. 状态辨识的结果

状态名称是对机体整体反应状态的高度概括，是状态辨识的最后结论。根据中医理论，按照健康水平的不同可将人体状态分为四类：未病状态、欲病状态、已病状态和病后状态。一个完整的状态名称诊断应该包括机体当前所处于的状态（已病、未病、欲病或病后状态），以及当前状态的位置、性质、程度的轻重。如根据个体的症状判断其为已病状态，当前已病状态下位置要素（即病位证素）在脾，性质（病性证素）是阳虚，病变严重程度为三级，其状态名称诊断即为：已病状态，脾阳虚证Ⅲ（三级）。

# 中医学病因病机

疾病是指机体在一定的条件下由病因与机体相互作用而产生的一个损伤与抗损伤斗争的有规律的过程。

病因就是导致人体发生疾病的原因，又可称为"致病因素""病邪"，即破坏人体相对的平衡状态而引起疾病的原因。致病因素有内因和外因，内因是机体的内在因素，外因是致病的环境因素。每种疾病都有病因，因此病因是引起疾病的必不可少的、决定疾病特异性的因素。

病机，即疾病发生、发展与变化的机理，包括疾病发生的机理，病变的机理和疾病传遍变的机理。病机是用中医理论分析疾病现象，从而得出的对疾病内在、本质、规律性的认识，是防治疾病的依据。

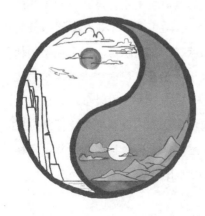

人体各脏腑组织之间，以及人与外界环境之间，既对立又统一，它们在不断地产生矛盾而又解决矛盾的过程中，维持着阴阳的动态平衡，从而保持着人体正常的生理活动。当这种动态平衡因某种原因遭到破坏，又不能立即自行调节得以恢复时，人体就会发生疾病。

致病因素是多种多样的，诸如气候的异常（风、寒、暑、湿、燥、火六淫），疫疠的传染，精神刺激（喜、怒、忧、思、悲、恐、惊七情），饮食劳逸，各类外伤，寄生虫感染以及各种中毒、体质因素等。体质是机体发病的内在因素，而其他内容主要是导致机体发生疾病的外部因素。

中医探求病因的方法有两种：一是直接观察的方法，即医者直接用自己的口、目、耳、鼻、舌等感觉器官去测知外界致病因素的考察方法。它主要是通过病人主诉，询问病史，直接观察客观事物而确定病因，如虫兽伤、烧烫伤、创伤、寄生虫、中毒等。此类病因一经确定，即可采取针对性的防治措施。二是审证求因的方法，即以临床观察到的病理表现为依据，通过逻辑思维的方法分析疾病的症状、体征来推求病因，为治疗用药提供依据。审证求因是中医特有的认识病因的方法。由于这种分析病因的方法是以病因作用于人体后的临床表现为依据，从整体观念出发，把病因的研究与对症状、体征的辨析联系起来，所求之病因又具有病理意义，因而对临床治疗起到指导作用。

中医病因病机研究的内容包括病因、发病和病机三大部分内容。下文将对其进行详细论述。

 病因

病因，是引发疾病的原因，研究疾病首先要掌握的就是病因。中医学病因学的范围很广，内容丰富，主要有外感病因、内伤病因、病理产物形成的病因和其他病因四大类。

1. 外感病因

外感病因属外在病因，外在病因可统称为"外因"。外在病因泛指身体以外的因素影响人体或损害机体脏腑组织而引发疾病的各种因素。一般认为外感病因只是指与气候变化有密切关系的致病因素，包括"六淫"和"疠气"；至于外在病因，则范围较广，还包括了凡能从外使人发病的因素，如外伤致病等，所以"外在病因"和"外感病因"概念有所区别。

### 2. 内伤病因

内伤病因属内在病因，内在病因可统称为"内因"。人感受了外界事物而发生感情变化，而剧烈的情绪变化是受外界各种事物或现象之"触动"而产生，进而会对身体造成伤害，这就构成了物伤于情，情动于内，内动则变，变则为连环规律，所以七情发病之规律模式可称为内伤发病。此外，还有"饮食不节""劳逸不当"，亦可因伤发病，使从内发，亦属于内伤发病的范畴。

### 3. 病理产物形成的病因

病理产物形成的病因主要是指痰饮、瘀血和结石。它们是在疾病发展过程中，由于脏腑生理功能障碍，气血津液异常等所产生的病理产物。这些病理产物形成之后又阻碍正常的生理力能活动而引起新的病理过程，因而又把它们看作是致病因素，或称之为继发性病因。

### 4. 其他病因

其他病因主要是指外伤病因。外伤的范围相当广泛，有跌打损伤、金创刀伤、持重努伤、枪弹伤、烧烫伤、冻伤、化学伤、电击伤及虫兽所伤等。还有寄生虫、遗传与胎传因素、药邪、医过等均列入其他病因来讨论。

 发病

病因作用于人体，引起疾病的发生称发病。疾病发生、发展及其转归是有一定规律的。主要内容包括疾病的发生、影响发病的主要因素和发病的主要类型。在疾病的发生过程中，主要论述疾病发生的原理，指出正气与邪气的相互作用和相互斗争是中医发病学的基本原理。在发病过程中，正气是发病的内在根据，对发病起着决定性的作用；邪气是发病的条件，对疾病有着重要的影响作用，而且在一定条件下，它还起到决定性作用。

疾病的发生与体内外环境密切相关，体内环境主要指正气，正气涵盖了脏腑、气血、津液、精等的生理功能，而此生理功能状态又决定于人体整体的"素质"，故机体的素质与发病有一定的关系。体外环境主要指人类生存的自然环境，它包括自然气候变化、地理环境差异、生活工作居住条件不同等内容。这其中，自然气候变化与疾病发生有直接的关系。因为气候的超常变化，不仅是外界邪气滋生的条件，而且还影响着机体内部调节力和适应力的强弱变化，即影响着正气的功能状态，而成为疾病发生的外在条件。

致病邪气侵袭机体，引发疾病是有着一定的侵入途径和伤害方式的，这些不同的侵入途径和伤害方式是研究发病所必须熟悉的，因为它直接影响着疾病的辨证论治。疾病的发生，会有多种方式，不同的发病方式构成了不同的发病类型，研究发病类型，是为了更好地把握疾病发生发展的规律，根据致病因素的性质、侵害的部位、发病时的表现、病机特征、发病的时间及内外邪的不同，将发病分成感邪即发、伏而后发、徐发、继发、合病与并病、复发等六种类型。

## 病机

中医学认为，疾病的发生、发展与变化，与机体的体质强弱和致病邪气的性质有密切关系。体质不同，病邪各异，可以产生全身或局部的多种多样的病理变化。

## 1. 基本病机

基本病机是指机体对于致病因素侵袭所产生的最基本的病理反应，是病机变化的一般规律。基本病机主要包括邪正盛衰、阴阳失调和气血津液失调的病理变化。

### （1）邪正盛衰

正气，简称正，通常与邪气相对而言，是人体功能的总称，即人体正常功能及所产生的各种维护健康的能力，包括自我调节能力、适应环境能力、抗邪防病能力和康复自愈能力。邪气，又称病邪，简称邪，与正气相对而言，泛指各种致病因素，包括存在于外界环境之中和人体内部产生的各种具有致病或损伤正气作用的因素。诸如前述的六淫、疫疠、七情、外伤及痰饮和瘀血等。

邪正盛衰是指在疾病过程中，机体的抗病能力与致病邪气之间相互斗争中所发生的盛衰变化。邪正斗争，不仅关系着疾病的发生、发展和转归，而且也影响着病证的虚实变化。所以，邪正斗争是疾病病理变化的基本过程，疾病的过程也就是邪正斗争及其盛衰变化的过程。

在疾病的发展变化过程中，正气和邪气的力量对比不是固定不变的，而是在正邪的斗争过程中，不断地发生着消长盛衰的变化。随着体内邪正的消长盛衰而形成了虚实病机变化。

虚实病机中的实是指邪气盛，是以邪气亢盛为矛盾主要方面的一种病理状态，实证多见于疾病初期和中期；虚指的是正气不足，是以正气虚损为矛盾主要方面的一种病理反应，多见于素体虚弱或

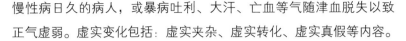

慢性病日久的病人，或暴病吐利、大汗、亡血等气随津血脱失以致正气虚弱。虚实变化包括：虚实夹杂、虚实转化、虚实真假等内容。

（2）阴阳失调

阴阳失调是机体阴阳消长失去平衡的统称，是指机体在疾病过程中，由于致病因素的作用，导致机体的阴阳消长失去相对的平衡，所出现的阴不制阳、阳不制阴的病理变化。阴阳失调又是脏腑、经络、气血、营卫等相互关系失调，以及表里出入、上下升降等气机运动失常的概括。由于六淫、七情、饮食、劳倦等各种致病因素作用于人体，也必须通过机体内部的阴阳失调，才能形成疾病，所以，阴阳失调又是疾病发生、发展变化的内在根据。一般说来，邪正盛衰是虚实性病症的机理，阴阳失调是寒热性病症的病机，二者是在阐述疾病的发生发展及转归机理时，是联合应用、互为羽翼的。阴阳失调的病机变化包括：阴阳偏盛（存在阴偏盛、阳偏盛的区别）、阴阳偏衰（存在阴偏衰、阳偏衰的区别）、阴阳互损（存在阴损及阳、阳损及阴的区别）、阴阳格拒（存在阴盛格阳、阳盛格阴的区别）及阴阳亡失（亦存在亡阳、亡阴的区别）。

（3）气血失调

气血是人体脏腑、经络等一切组织器官进行生理活动的物质基础，而气血的生成与运行又有赖于脏腑生理功能的正常。因此，在病理上，脏腑发病必然会影响到全身的气血，而气血的病变也必然影响到脏腑，气血的病理变化总是通过脏腑生理功能的异常而反映出来。由于气与血之间有着密切关系，所以在病理情况下，气病必及血，血病亦及气，其中尤以气病及血为多见。

气的失常，主要包括两个方面：一是气的生化不足或耗散太过，形成气虚的病理状态。二是气的某些功能减退及气的运动失常，出现气滞、气逆、气陷、气闭或气脱等气机失调的病理变化。

血的失常，一是因血液的生成不足或耗损太过，致血的濡养功能减弱而引起的血虚；二是血液运行失常而出现的血瘀、出血等病理变化。另外，气血失调也包括气与血之间关系的失调，包含：气滞血瘀、气虚血瘀、气不摄血、气随血脱、气血两虚等病理状态。

（4）津液失常

津液的正常代谢，是维持体内津液的正常生成、输布和排泄之间相对恒定的基本条件。津液代谢失常，是津液的输布失常、津液的生成和排泄之间失去平衡，从而出现津液的生成不足，或是输布失常、排泄障碍，以致津液在体内的环流缓慢，形成水液潴留、停阻、泛滥等病理变化。

津液的代谢，是一个复杂的生理过程，由于多个脏腑的多种生理功能的相互协调，才能维持正常的代谢平衡，其中与肺、脾、肾的关系更为密切。所以，肺、脾、肾等脏腑中，任何一脏或任何一种生理功能的异常，均能导致津液的代谢失常，出现湿浊困阻、痰饮凝聚、水液潴留等病理变化。

津液的生成、输布和排泄，依赖于脏腑的气化和气的升降出入，而气之循行亦以津液为载体，通达上下内外遍布全身。津液与血液相互化生，津液的充足，是保持血脉充盈、运行通畅的条件，而血液的充沛和畅行，也是津液充盛和流行的条件。因此，津液与气血的功能协调，乃是保证人体生理活动正常的重要方面。一旦津液与气、血失其协调的关系，则可以出现水停气阻、气随津脱、津枯血燥、津亏血瘀、血瘀水停等病理变化。

**2. 内生"五邪"**

内生"五邪"是在邪正盛衰、阴阳失调和气血津液失常的病理变化基础上产生的常见病理状态，是指在疾病的发展过程中，由于气血津液和脏腑等生理功能的异常而产生的类似风、寒、暑、湿、燥、火六淫外邪致病的病理变化。由于病起于内，故分别称为"内风""内寒""内湿""内燥""内火"，统称为内生"五邪"。因此，所谓内生"五邪"并不是致病因素，而是由于气血津液、脏腑等生理功能失调所引起的综合性病理变化。

（1）风气内动

风气内动即"内风"，是体内阳气亢逆变动而生风的一种病理变化。因其病变似外感六淫中风邪的急骤、动摇和多变之性，故名。由于"内风"与肝的关系较为密切，故又称肝风内动或肝风。

在疾病发展过程中，或阳热亢盛，或阴虚不能制阳、阳升无制，均可导致风气内动。故内风乃身中阳气之变动，肝风内动以眩晕、肢麻、震颤、抽搐等病理反应为基本特征。风胜则动，因其具有"动摇不定"的特点，故临床上称之为动风。有虚实之分，主要有热极生风、肝阳化风、阴虚风动和血虚生风等。

（2）寒从中生

寒从中生又名"内寒"，是机体阳气虚衰，温煦气化功能减退，虚寒内生，或阴邪弥漫的病理变化。

内寒多因阳气亏虚，阴寒内盛，机体失于温煦而成，多责之于心、脾、肾且与脾肾关系最为密切。脾为后天之本，气血生化之源，脾阳能达于肌肉四肢；肾阳为人身阳气之限，能温煦全身脏腑组织。故脾肾阳气虚衰，则温煦失职，最易表现虚寒之象，而尤以肾阳虚衰为最关键。

阳虚阴盛之寒从中生（内寒），与外感寒邪或恣食生冷（外寒）所引起的病变之间不仅有所区别，而且还有联系。其区别是，"内寒"的特点主要是虚而有寒，以虚为主。"外寒"的特点则主要是以寒为主且多与风邪、湿邪等相兼为病，或可因寒邪伤阳而兼虚象，但仍以寒为主。两者之间的主要联系是：寒邪侵犯人体，必然会损伤机体阳气，而最终导致阳虚，而阳气素虚之体，则又因抗御外邪能力低下，易感寒邪而致病。

（3）湿浊内生

湿浊内生又称"内湿"，即体内水湿停滞，是由于脾不运湿，肾不主水，输布排泄津液的功能障碍，从而引起水湿痰浊蓄积停滞的病理变化。由于内生之湿多因脾虚，故又称之为脾虚生湿。

内湿的产生，多因素体肥胖，痰湿过盛，或因恣食生冷，过食肥甘，内伤脾胃，致使脾失健运不能为胃行其津液，津液的输布发生障碍所致。如是则水津不化，聚而成湿，停而为痰，留而为饮，积而成水。因此，脾的运化失职是湿浊内生的关键。

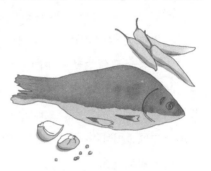

脾主运化有赖于肾阳的温煦和气化，因此，内湿不仅是因为脾阳虚衰，津液不化，而且与肾有密切关系。肾主水液，肾阳为诸阳之本，故在肾阳虚衰时，亦必然影响及脾，使脾失运化而导致湿浊内生。反之，由于湿为阴邪，湿盛则可损伤阳气，因之湿浊内困，久之亦必损及脾阳肾阳，而致阳虚湿盛之证。

内湿为水液代谢失调的病理产物，虽与肺、脾、肾功能失调均有关，但与脾的关系最为密切。内湿的临床表现以脾胃症状为主，湿从内生，聚而为患，或为泄泻，或为肿满，或为痰饮。湿留于内，可因体质、治疗等因素而有寒化、热化之分。

此外，外感湿邪与内生湿浊，二者亦常互相影响。湿邪外袭每伤及脾，脾失健运则滋生内湿。脾失健运，或内湿素盛之体，亦每易外感湿邪而发病。

（4）津伤化燥

津伤化燥又称"内燥"，是指机体津液不足，人体各组织器官和孔窍失其濡润，因而出现以干燥枯涩失润为特征的病理变化，故又称津伤化燥。内燥多因久病伤阴耗液或大汗、大吐、大下，或亡血失精导致阴亏液少，以及某些热性病过程中的热邪伤阴或湿邪化燥等所致。由于津液亏少，不足以内涵脏腑、外润腠理孔窍，从而燥热便由内而生，故临床多见干燥不润等病变。

一般来说，阴津亏损，可产生内燥，而实热伤津亦可导致燥热内生。内燥病变可发生于各脏腑组织，以肺、胃、肾及大肠为多见。因为肺为燥金之脏，主气，司全身精血津液的输布。肺气虚弱，则水精不能四布而化燥，其病属虚。大肠为燥金之腑，主津，胃属阳明，喜润而恶燥，若热邪灼伤津液，亦常致燥，多属于实。此外，肾总司一身的气化活动，若肾的气化失常，津液不布，也可以导致内燥，故内燥起于肺、胃、大肠、肾，胃为重，肾尤为重。

（5）火热内生

火热内生又称"内火"或"内热"，是由于阳盛有余，或阴虚阳亢，或由于气血的郁滞，或由于病邪的郁结而产生，火热内扰导致功能亢奋的病理变化。

火与热同类，均属于阳，故有"火为热之极，热为火之渐"之说。因此，火与热在病机与临床表现上基本是一致的，唯在程度上有所差别。

3. 脏腑病机

脏腑病机是疾病在其发生、发展过程中，脏腑的正常生理功能发生失调的内在机理。任何疾病的发生，无论是外感还是内伤，都势必导致生理功能紊乱而脏腑阴阳气血失调。因此，脏腑失调的病机，在病机理论中占有重要的地位，是辨证论治的主要理论依据。

人体是一个有机整体，人体各脏腑之间，在生理上是密切联系的，在病理上也是相互影响的。任何一个脏腑发生病变，都会影响到整个机体，而使其他脏腑发生病理改变，脏病及脏、脏病及腑、腑病及脏、腑病及腑，产生了脏腑组织之间病变的移转变化。因此，不仅要注意脏腑本身的病理变化，而且要重视脏腑之间病理变化的相互影响。

（1）五脏病机

五脏的阴阳、气血，是全身阴阳、气血的重要组成部分。各脏的阴阳和气血之间的关系是：气属于阳，血属于阴，气和阳，均有温煦和推动脏腑生理活动的作用，故阳与气合称为"阳气"；血和阴，均有濡养和宁静脏腑组织及精神情志的作用，故阴与血合称为"阴血"。

但是，从阴阳、气血和各脏生理活动的关系来说，阳和气、阴和血又不能完全等同。一般来说，阴阳代表着各脏生理活动的功能状态，是兴奋还是抑制，是上升或下降，还是发散或闭藏。而气血是各脏腑生理活动的物质基础，并且气不仅具有推动和温煦各脏腑生理活动的作用，同时还具有重要的固摄作用。

各脏之阴阳，皆以肾阴、肾阳为根本，因此，各脏的阴阳失调，久必及肾。各脏之气血，又均化生于水谷精微，因此，各脏的气血亏虚，又与脾胃气血生化之源的关系极为密切。由于各脏的生理功能各有其特点，故各脏的阴阳失调和气血失调的病理变化也不完全相同。

（2）六腑病机

胆：胆附于肝，与肝相表里，为中精之腑，禀春木之气，其性刚直，豪壮果断。故胆在病理上多表现为阳亢火旺之证，以实者居多。因火热可煎灼津液而为痰，故胆病又多兼痰，痰火郁遏，易扰心神。

胃：胃为水谷之海，喜润恶燥，以降为顺，主受纳饮食和腐熟水谷。因此，胃的功能失调，主要表现为受纳和腐熟功能异常，以及胃失和降而胃气上逆等。

小肠：小肠受盛胃中之水谷，泌别清浊，清者输于全身，浊者渗入膀胱，下注大肠，与心互为表里。故小肠的病理变化主要表现为二便异常。

大肠：大肠为传导之官，主津，其经脉络肺。因此，大肠的病机，主要表现为传化功能失常而出现大便异常。

膀胱：膀胱有贮存尿液、化气行水的功能。膀胱的气化功能全赖于肾的气化作用，其病理变化主要在于膀胱气化失常，而出现排尿异常及尿液外观的改变。

三焦：三焦的功能，实际概括了全身的气化作用，故三焦的病理变化反映了上、中、下三焦所包括脏腑的病理变化。

（3）奇恒之腑病机

因脑、髓、骨、脉、胆、女子胞，都是贮藏阴精的器官，似脏非脏，似腑非腑，故称为奇恒之腑。奇恒，异于平常之谓。奇恒之腑的形态似腑，多为中空的管腔性器官，而功能似脏，主藏阴精。其中除胆为六腑之外，其余的都没有表里相合，也没有五行的配属，但与奇经八脉有关。

脑：脑是人体极为重要的器官，人的精神、意识和思维活动，眼、耳、鼻、舌的视、听、嗅、味，言语应答，肢体活动等，均是脑的生理功能。因此，脑的病变，即可出现上述各种生理功能的障碍或失调。但是，脑是由髓汇集而成，所以，肾中精气亏虚，精不能生髓，脑髓空虚，即可导致脑的功能失调，而见智力减退，视、听和言语应答迟钝，肢体活动不便，痿弱不用等病理表现。脑的生理活动，全赖于气、血、津液和水谷精微的充养，因此，心、肺、脾、肝、肾等的生理功能失调，均可引起脑的功能失调，而出现精神情志活动异常的病理表现。由于脑位于人之首，全赖阳气的升腾，所以阳气不升，可见头目眩晕、耳目失聪等病理现象。

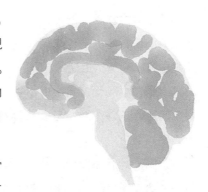

髓和骨：髓居骨中，包括骨髓、脊髓和脑髓。骨为人体之支架，髓由精生，髓充于骨而养骨。髓和骨的功能失调，主要表现为生长发育迟缓、骨质软弱和松脆易折。因先天禀赋不足，后天饮食失养，或因邪热内留，消灼阴液，或因下焦虚寒、精血不足，均可导致骨髓空虚和骨的软弱、松脆等病变。

脉：脉为血之府，是气血运行的通道。脉道以通利为顺，若因津液枯涸、脉失濡养、痰浊内阻、气机不畅和寒凝瘀阻等，均可引起脉道不利，而致气滞血瘀。反之，气滞或血瘀，又可影响脉道的通利。若血不循经而溢于脉外，又可见各种出血的病理改变。

女子胞：又称胞宫、子宫。女子胞的主要生理功能是主持月经和孕育胎儿。女子胞的生理功能失调，主要表现为经、带、胎、产的异常。

脏腑是气血阴阳的统一体，气血阴阳在脏腑生理活动中，各自发挥特殊的作用，因此脏腑病变的基本原理，就是脏腑气血阴阳失调。因各脏腑中气血阴阳不尽一致，如有的是气血阴阳并重，有的以气阴为主，有的以阳气为主，故脏腑失常的病变特点也各不相同。

人体是一个完整的统一体，阴阳、气血、脏腑、经络等各方面的生理功能失调，可相互影响，特别是脏与脏、腑与腑、脏与腑之间，在病理上的相互影响亦是非常复杂的。

### 4. 经络病机

经络病机是致病因素直接或间接作用于经络系统而引起的病理变化，主要表现为联系功能、气血运行及信息传导的异常。由于经络内属脏腑，外络肢节，当人体感受外邪或由于其他原因而导致气血失调时，经络及其所络属的脏腑必然会产生相应的病理变化。

经络所反映出来的病理变化，一方面与各经脉所络属的脏腑的病理变化有关，另一方面与各经络的循行路径和经脉气血运行通达与否也有关。

（1）十二经脉病机

经脉各有不同的循行路径，当致病因子侵袭机体后，机体的生理功能发生异常变化，经络就会通过它所循行的有关部位，反映出各种症状和体征来。

十二经脉与五脏六腑皆有一定的络属关系，因此，十二经脉有病就会影响到相应的脏腑，从而出现脏腑的病理变化。如足太阴脾经属脾络胃，并与心、肺及肠有直接联系，故足太阴脾经有病，则会引起脾胃升降失常，纳运失职之候，如胃脘痛、呕恶、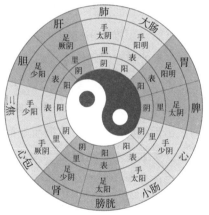纳食减少、腹胀便溏，或完谷不化，或黄疸、肿胀等。足少阴肾经属肾络膀胱，并与肝、肺、心等脏有直接联系，所以足少阴经有病，就可出现水肿、泄泻、腹胀、阳痿，以及眩晕、目视模糊、气短、心烦等症。所以分析经络的病理变化，必须与它相络属的脏腑联系起来。

（2）奇经八脉病机

奇经八脉联系于十二经脉之间，起着调节十二正经的气血的作用。所以，奇经八脉的病理亦关系到全身。

督脉：督脉上络于脑，下络于肾，总督一身之阳。所以，阳经的病证多关系到督脉。另外它与冲、任脉同起于胞中，所以其病理又常与妇科疾患有关。

冲任脉：冲脉与任脉，同起胞中，上络于唇口，隶属于肝肾。冲任二脉的病理，主要反映在性功能及生殖功能方面。如男子先天性性器官功能异常，责之冲任。冲任病理在妇科方面尤为重要。冲任为病，会导致月经不调、崩漏、带下、不孕、流产、恶露不尽、乳汁减少，天阉、须不生，疝瘕、奔豚、虚劳失精等。

带脉：带脉和妇科有关，如胎漏、滑胎、带下等。带脉为约束胞胎之系，带脉无力，则难以提系，必然胞胎不固，故带弱则胎易坠，带伤则胎不牢，带下为湿证，因带脉不能约束，而有此病，故以此为名。其他疾病如肾着、癫疝等均与带脉有关。

维脉：阳维为阳脉的维系，阴维为阴脉的维系，所以阳维表现为三阳经的病变，阴维表现为三阴经的病变。

跷脉：跷脉的主要功能为"司目之开合"和主肢体运动。阴跷脉脉气失调，出现肢体外侧肌肉弛缓而内侧拘急；阳跷脉脉气失调，出现肢体内侧肌肉弛缓而外侧拘急的病症。跷脉患病还可出现目痛、失眠或嗜卧及痫证。

疾病发生、发展和变化的机理，即致病因素作用于人体，破坏了人体阴阳的相对平衡后，所出现的各种病理变化。病机是医者透过错综复杂的临床表现，经过仔细的分析，把握阴阳的消长、病邪的进退、病变所在的脏腑经络，以及气、血、津液失调的具体情况而归纳出来的，它反映了病证变化的机理，是决定治疗法则和处方用药的前提。故中医治病，历来十分注意察审察病机。

# 第二章 中医养生基本理念

　　养生（又称摄生、道生）一词最早见于《庄子》内篇。所谓养，即保养、调养、培养、补养、护养之意；所谓生，就是生命、生存、生长之意。养生是通过养精神、调饮食、练形体、慎房事、适寒温等各种方法去实现的，是一种综合性的强身益寿活动。中医养生是在中医理论的指导下，探索和研究中国传统的颐养身心、增强体质、预防疾病、延年益寿的理论和方法，并用这种理论和方法指导人们的保健活动。自古以来，人们把养生的理论和方法叫作"养生之道"。能否健康长寿，不仅在于能够懂得养生之道，更为重要的是能否把养生之道贯彻应用到日常生活中去。

人体的生命过程，不断地受到自然环境和社会环境的影响。在这个过程中，人体不仅维持着自身的内部协调平衡，也维持着人体内部与外在环境的协调统一。人体以五脏为核心，由经络沟通四肢百骸、表里内外，具有自我调节的能力。人体的阴阳二气会在生理状态下自我协调，也会在病理状态下自我调整、恢复，双方在体内的相互制约、相互作用中维持动态平衡。

人体内部的协调、稳定一旦被干扰，超出了人体自我调节能力所能承受的限度，健康状态就会随之变化，出现生理、心理、社会适应等各方面的异常表现。由于个体的性别、年龄、生活地域、生活习惯、体质不同，导致其健康状态的表现存在差异，发病的趋向性、患病后的表现与转归也有所不同。

要想维持人体的健康状态，就要进行调摄养生，做到未病先防，在机体未发生疾病之前，充分调动人体的主观能动性来增强体质、颐养正气，从而提高机体抗病能力，能动地适应客观环境，采取各种有效措施，做好预防工作，避免致病因素的侵害，防止疾病的发生。针对处于不同状态的人群，不论是未病态、欲病态，还是已病态，都可以通过各种调摄保养的方法，使机体的阴阳处于协调的动态平衡状态，增强机体对外界环境的适应能力和抗病能力，减少疾病的发生、延缓疾病的发展，从而保持健康、益寿延年。

历代养生家由于各自的实践和体会不同，他们的养生之道也各有不同，在静神、动形、固精、调气、食养及药饵等方面各有侧重，各有所长。从学术流派来看，有道家养生、儒家养生、医家养生、释家养生和武术家养生之分，他们都从不同角度阐述了养生理论和方法，丰富了养生学的内容。

在中医理论指导下，养生学吸取各学派之精华，提出了一系列养生原则，如形神共养、协调阴阳、顺应自然、饮食调养、谨慎起居、和调脏腑、通畅经络、节欲保精、益气调息、动静适宜等，使养生活动有章可循。饮食养生强调食养、食节、食忌、食禁等；药物保健则是注意药养、药治、药忌、药禁等；传统的运动养生更是功种繁多，如动功有太极拳、八段锦、易筋经、五禽戏、保健功等；静功有放松功、内养功等；还有动静结合功等。无论选学哪一种功法，只要练习得法，持之以恒，都可以收到健身防病、延年益寿之效。另外像针灸、按摩、推拿、拔火罐等养生方法，亦都方便可行，效果显著。

中医养生是从实践中总结出来的养生方法，是历代劳动人民智慧的结晶，它经历了五千年亿万次实践，由实践上升为理论，归纳出方法，又回到实践中去验证，如此循环往复不断丰富和发展，从而形成一门独立的学科。自古以来，东方人、西方人对养生保健都进行了长期的大量的实践和探讨。但由于各自文化背景的不同，从而使所形成的养生观点也有差异。中医养生是在中华民族文化为主体背景下发生发展起来的，故有它自身独特的理念，有其特殊的养生原则和养生方法。

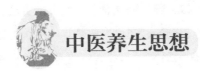

# 中医养生思想

中医养生以其博大精深的理论和丰富多彩的方法而闻名于世。它的形成和发展与数千年光辉灿烂的传统文化密切相关，因此具有独特的东方色彩和民族风格。在中华古代哲学的影响下，中医养生形成了具有哲学色彩的养生思想。

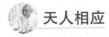 天人相应

人生于天地之间、宇宙之中，人体与自然界是密不可分的，自然界的变化随时影响着人体，人类在能动地适应自然和改造自然的过程中维持着正常的生命活动，一切生命活动都与大自然息息相关，这就是"天人相应"的思想。

**1. 生气通天**

人与自然具有相通、相应的关系，人以天地之气生，四时之法成。人生于天地之间，依赖于自然而生存，同样也受自然规律的支配和制约。不论四时气候、昼夜晨昏，还是日月运行、地理环境，各种变化都会对人体产生影响。

（1）四时变化与人体的关系

自然界四时气候变化对生物和人体的影响是最大的，而且是多方面的。

①四时与情志：人的情志变化是与四时变化密切相关的。所以

《素问》有"四气调神"之论。《黄帝内经直解》指出："四气调神者，随春夏秋冬四时之气，调肝心脾肺肾五脏之神志也。"这就明确告诉人们，调摄精神，要遵照自然界生长化收藏的变化规律，才能达到阴阳的相对平衡。

②四时与气血：四季有其独特的季节特性，春夏阳气发泄，气血易趋向于表，故皮肤松弛、多汗等；秋冬阳气收藏，气血易趋向于里，表现为皮肤致密、少汗多溺等。

③四时与脏腑经络：自然界四时阴阳与人体五脏在生理和病理上有密切关系。故《黄帝内经》有"肝旺于春""心旺于夏""脾旺于长夏""肺旺于秋""肾旺于冬"之说。《素问·四时刺逆从论》又指出："春气在经脉，夏气在孙络，长夏在肌肉，秋气在皮肤，冬气在骨髓。"说明经气运行随季而发生变化。所以，要根据四时变化、五行生克制化之规律，保养五脏，进行针灸保健治疗。

④四时与发病：四时气候有异，每一季节各有不同特点，因此除了一般疾病外，还有季节性多发病。例如，春季多温病，夏季多胸胁病，长夏多泄泻，秋季多疟疾，冬季多痹证等。此外，某些慢性宿疾，往往在季节变化和节气交换时发作或加剧。例如，心肌梗死、冠心病、气管炎、肺气肿等常在秋末冬初和气候突变时发作，精神分裂症易在春秋季发作，青光眼好发于冬季等。掌握和了解四季与疾病的关系以及疾病的流行情况，对防病保健是有一定价值的。

（2）昼夜晨昏与人体的关系

一天之内随昼夜阴阳消长进退，人的新陈代谢也发生相应的改变。《灵枢·顺气一日分为四时》说："以一日分为四时，朝则为春，日中为夏，日入为秋，夜半为冬。"虽然昼夜寒温变化的幅度并没有像四季那样明显，但对人体仍有一定的影响。所以《素问·生气通天论》说："故阳气者，一日而主外，平旦人气生，日中而阳气隆，日西而阳气已虚，气门乃闭。"说明人体阳气白天多趋向于表，夜晚多趋向于里。由于人体阳气有昼夜的周期变化，所以对人体病理变化亦有直接影响。

（3）日月星辰和人体的关系

人体的生物节律不仅受太阳的影响，还受月亮的影响。人体生理的气血盛衰与月亮盈亏直接相关，这是因为水液是人体的重要组成部分，月球吸引力就像引起海洋潮汐那样对人体中的体液发生作用，这就叫作生物潮。它随着月相的盈亏，对人体产生不同影响。满月时，人头部气血最充实，内分泌最旺盛，容易激动。

现代医学研究证实，妇女的月经周期变化、体温、激素、性器官状态、免疫功能和心理状态等都以一月为周期。婴儿的出生也受月相影响，月圆出生率最高，新月前后出生率最低。

（4）地理环境与人体的关系

地理环境的不同和地区气候的差异，在一定程度上，也影响着人体的生理活动。例如，南方多湿热，人体腠理多疏松；北方多燥寒，人体腠理多致密。人一旦易地而居，也需要一个适应过程。由于地域环境的不同，人们的体质和疾病情况也不一样。因此，要根据具体情况，做出不同的处理。

综上所述，中医养生在"生气通天"的观念指导下，把人体看成是与天相应相通的、精气神三位一体的、以五脏为核心的有机整体。人的生命活动与天地大自然是密切联系在一起的。

**2. 顺应自然和主观能动作用**

天地、四时、万物对人的生命活动都要产生影响，使人体产生生理或病理的反应。在这个自然界的大系统中要想求得自身平衡，首先是顺应自然规律，利用各种条件为自身服务。顺应自然包括两方面的内容，一是遵循自然界正常的变化规律，二是慎防异常自然变化的影响。

顺应四时气候变化规律，是养生保健的重要环节。顺应自然规律并非被动地适应，而是采取积极主动的态度，首先要掌握自然变化的规律以防御外邪的侵袭。因此，中医养生的"天人相应"观体现了以人为中心的环境观念和生态观念的思想。它一方面强调适应自然，另一方面则强调突出人的主观能动作用。

### 3. 人与社会的统一观

《黄帝内经》说"上知天文，下知地理，中知人事，可以长久"，这里明确把天文、地理、人事作为一个整体看待。人不仅是自然的一部分，而且是社会的一部分，不仅有自然属性，更重要的是还有社会属性。人体和自然环境是辩证的统一，人体和社会环境也是辩证的统一。所谓社会环境，包括社会政治、社会生产力、生产关系、经济条件、劳动条件、卫生条件、生活方式，以及文化教育、家庭结交等各种社会联系。社会环境一方面供给人们所需要的物质生活资料，满足人们的生理需要，另一方面又形成和制约着人的心理活动，影响着人们生理和心理上的动态平衡。一旦人体与社会之间的稳态失调，就可以导致疾病。因此，医学和疾病与社会状况有密切的关系。

## 形神合一

形神合一主要在于说明心理与生理的对立统一，精神与物质的对立统一，本质与现象的对立统一等。所谓形，指形体，即肌肉、血脉、筋骨、脏腑等组织器官，是物质基础；所谓神，是指情志、意识、思维为特点的心理活动现象，以及生命活动的全部外在表现，是功能作用。两者的辩证关系是相互依存、相互影响、密不可分的一个整体。神本于形而生，依附于形而存，形为神之基，神为形之主。

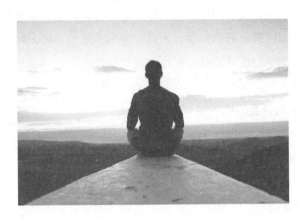

### 1. 形神合一的生命观

（1）神为生命之主

"形神合一"构成了人的生命，而神又是生命的主宰。人的生命活动概括起来可分为两大类：一类是以物质、能量代谢为主的生理性活动；另一类是精神性活动。在人体统一的整体中，起统率和协调作用的是心神。只有在心神的统率调节下，生命活动才表现出各种脏器组织的整体特性、整体功能、整体行为、整体规律。人体不但自身各部分之间保持着密切的相互协调关系，而且与外界环境（自然环境、社会环境）也有着密切的联系。保持机体内外环境的相对平衡协调，也是靠"神"来实现的，神在机体卫外抗邪中起着主导作用。

人类的精神活动是相当复杂的，中医用"五神"（魂、神、意、魄、志）"五志"（怒、喜、思、悲、恐）等概念加以概括，并在长期的生活实践和医疗实践的基础上，将"五行学说"与五脏联系起来，认为这些精神活动是脏腑的功能表现，而且都是在"心神"的

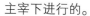

主宰下进行的。

（2）形为生命之基

神以形为物质基础，"形具"才能"神生"。人的形体及精神活动都是自然界的规律在起作用，是自然界物质变化的必然结果，只有具备了人的形体结构，才能产生精神活动。《黄帝内经》对形体与精神关系的论述，如《灵枢·本神》有"肝藏血，血摄魂""脾藏意，营舍意""心藏脉，脉舍神""肺藏气，气舍魄""肾藏精，精舍志"，这不仅阐明了精、气、营、血、脉是"五神"的物质基础，而且说明了五脏的生理功能与"五神"活动的关系。五脏藏精化气生神，神接受外在刺激而生情，神活动于内，情表现于外，这就是五脏与神、情的密切关系。

中医养生把精、气、神视作人生"三宝"，强调营、卫、精、气、血、津液等精微物质是"神"活动的物质基础。《素问·上古天真论》指出"积精"可以"全神"，精的盈亏关系到神的盛衰，精气足才能使神的活动健全。精神思维活动需要大量的气血精微来供应，所以临床上认为劳神太过，则心血暗耗；心血亏虚，则神志不宁。神志不宁，就会出现各种心理活动异常。

（3）形神合一是生命存在的基本特征

从本原上说，神生于形，但从作用上说，神又主宰形，形与神的对立统一，便形成了人体生命这一有机统一的整体。人只有血气、五脏、精神、魂魄毕具，才会表现出生命力，才会是一个有生命力的人。张景岳在《类经》中阐发了"形神合一"的生命观，他说："人禀天地阴阳之气以生，借血肉以成其形，一气周流于其中以成其神，形神俱备，乃为全体。"可见，人体生命运动的特征，即是精神活动和生理活动的总体概括。

人的生命活动是十分复杂的，以物质、能量代谢为特征的脏腑功能活动，和与脏腑的生理活动相应的高级精神活动（意识、思维、情感等）的协调统一，是在"心神"主导作用下完成的。现代研究表明，社会－心理因素并不是人类情绪变化的唯一刺激因素。自然现象的变化同样可以使情绪发生相应变化。如四时更迭、月廓圆缺、颜色、声音、气味、食物等，都可作用于人体，使之发生情绪改变，进而影响人体生理活动。这说明人体的生理、心理活动是随时随地互相转化，相互影响，有机地统一在一起的。"形神合一"生命观的具体内容，为中医养生奠定了坚实的理论基础，并长期有效地指导着中医的临床实践，而且为现代科学进一步弄清生命的本质，提供了可贵的线索。

### 2. 形神共养

形神共养，即不仅要注意形体的保养，而且还要注意精神的摄养，使得形体健壮，精力充沛，两者相辅相成，相得益彰，从而身体和精神都得到均衡统一的发展。中医养生的方法很多，但从本质上看，归纳起来，不外"养神"与"养形"两大部分，即所谓"守神全形"和"保形全神"。

（1）守神全形

在形神关系中，"神"起着主导作用，"神明则形安"。故中医养生观是以"调神"为第一要义，养生必须充分重视"神"的调养。调神摄生的内容很丰富，可以从多方面入手。

①清静养神：精神情志保持淡泊宁静状态，减少名利和物质欲望，和情畅志，协调七情活动，使之平和无过极。

②四气调神：顺应一年四季阴阳之变调节精神，使精神活动与五脏四时阴阳关系相协调。

③气功练神：通过调身、调心、调息三个主要环节，对神志、脏腑进行自我锻炼。

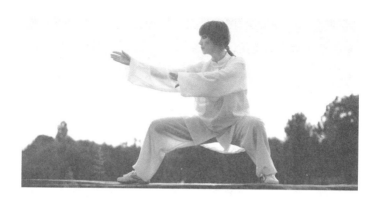

④节欲养神：虽说性欲乃阴阳自然之道，但过度则伤精耗神，节欲可保精全神。

⑤修性怡神：通过多种有意义的活动，如绘画、书法、音乐、下棋、雕刻、种花、集邮、垂钓、旅游等，培养自己的情趣爱好，使精神有所寄托，并能陶冶情操，从而起到怡情养性、调神健身的作用。

总之，守神而全形，就是从"调神"入手，保护和增强心理健康及形体健康，达到调神和强身的统一。

（2）保形全神

形体是人体生命存在的基础，有了形体，才有生命，有了生命才能产生精神活动和具有生理功能。神依附形而存在，形盛则神旺，形衰则神衰，形体衰亡，生命便会告终。如何做好保形全神呢？人之形体要不断地从自然界获取生存的物质，进行新陈代谢，维持人体生命活动。"保形"重在保养精血，阳气虚损，要温补阳气，阴气不足者，要滋养精血。可用药物调理及保养，以保养形体。此外，人体本身就是自然界的一个组成部分。因此，保养身体必须遵循自然规律，做到生活规律、饮食有节、劳逸适度、避其外邪、坚持锻炼等，才能有效地增强体质，促进健康。

养神和养形有着密切的关系，两者不可偏废，要同时进行。

"守神全形"和"保形全神",是在"形神合一"论推导下,对立统一规律在养生学中的运用,其目的是为了达到"形与神俱,而尽终其天年"。

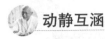 **动静互涵**

### 1. 动静互涵的概念

动和静,是物质运动的两个方面或两种不同表现形式。人体生命运动始终保持着动静和谐的状态,维持着动静对立统一的整体性,从而保证了人体正常的生理活动功能。宇宙间的一切事物的变化,无不是阴阳相互对应的作用,在阴阳交错的往来中,阴退阳进,阳隐阴显,相互作用,相反相成,生化不息。辩证法认为,孤阳不生,独阴不长。故阴阳互涵互根是宇宙万物的根本法则,也是生命活动的要谛。《张子正蒙注》说:"动而不离乎静之存,静而皆备其动之理,敦诚不息,则化不可测。"这就是说动不离静,静不离动,动静相对立,而又相互依存。

因此,只赞成运动养生和只赞成静止养生都是不对的。只强调一方面而否认另一方面,把运动和静止割裂开来,都是违反事物运动变化本质的。朱熹亦明确指出:"静者,养动之根,动者所以行其静。"动与静互为其根,无静不能动,无动不能静,阴静之中已有阳动之根,阳动之中自有阴静之理,说明动静是一个不可分割的整体。古代哲学认为,既无绝对之静,亦无绝对之动。动不等于动而无静,静亦不等于绝对静止,而是动中包含着静,静中又蕴伏着动,动静相互为用,才促进了生命体的发生发展、运动变化。

### 2. 生命体的动静统一观

生命体的发展变化,始终处在一个动静相对平衡的自身更新状态中。事物在平衡、安静状态下，其内部运动变化并未停止。当达到一定程度时，平衡就要破坏而呈现出新的生灭变化，这是宇宙万物自身变化的普遍规律。人体生命活动也要合理地顺应万物的自然之性，其生理活动、病理变化、诊断治疗、预防保健等，都可以用生命体的动静对立统一观点去认识、分析、指导实践。

从生理而言，阴成形主静，是人体的营养物质的根源；阳化气主动，是人体的运动原动力。形属阴主静，代表物质结构，是生命的基础；气属阳主动，代表生理功能，是生命力的反映。就具体的脏腑功能亦是如此，例如心属火，主动；肾属水，主静。只有"水火既济""心肾相交"才能保持正常生理状态。实际上，人体有关饮食的吸收、水液的环流代谢、气血的循环贯注、化物的传导排泄、其物质和功能的相互转化等，都是在机体内脏功能动静协调之下完成的。因此，保持适当的动静协调状态，才能促进和提高机体内部的"吐故纳新"活动，使器官充满活力，从而推迟各器官的衰老改变。从病理上讲，不论是"六淫"所伤，还是"七情"所致的病理变化，都是因为人体之气升降出入的运动形式发生障碍，导致体内阴阳动静失去了相对平衡协调，出现了阴阳的偏盛偏衰的结果。

**3. 动静结合的摄生保健**

运动和静养是中国传统养生防病的重要原则。"生命在于运动"是人所共知的保健格言，它说明运动能锻炼人体各组织器官，促进新陈代谢，可以增强体质，防止早衰。但并不表明运动越多越好，运动量越大越好。也有人提出"生命在于静止"，认为躯体和思想的高度静止，是养生的根本大法，突出说明了以静养生的思想更符合人体生命的内在规律。以动静来划分我国古代养生学派，老庄学派强调静以养生，重在养神；以《吕氏春秋》为代表的一派，主张动以养生，重在养形。他们从不同的侧面，对古代养生学做出了巨大的贡献。他们在养生方法上虽然各有侧重，但本质上都提倡动静结合、形神共养。只有做到动静兼修、动静适宜，才能"形与神俱"达到养生的目的。

（1）静以养神

我国历代养生家十分重视神与人体健康的关系，认为神气清净，可致健康长寿。由于"神"有易动难静的特点，"神"有任万物而理万机的作用，常处于易动难静的状态，故清净养神就显得特别重要。老子认为"静为躁君"，主张"致虚极，守静笃"，即要尽量排除杂念，以达到心境宁静状态。《黄帝内经》从医学角度提出了"恬淡虚无"摄生防病的思想。后世的很多养生家对"去欲"以养心神的认识，在理论和方法上都有深化和发展。三国的嵇康、唐代的孙思邈、明代万全等都有精辟的论述。清代的曹庭栋在总结前人静养思想的基础上，赋予"静神"新的内容。曹氏对"静神"的解释使清静养神思想前进了一大步，"静神"实指精神专一，摒除杂念及神用不过。正常用心，能"思索生知"，对强神健脑大有益处。但心动太过，精血俱耗，神气失养而不内守，则可引起脏腑和机体病变。静神养生的方法也是多方面的，如少思寡欲、调摄情志、顺应四时、常练静功等。就以练静功而言，其健身机制却体现出"由动入静""静中有动""以静制动""动静结合"的整体思想。练静功有益于精神内守，而静神又是气功锻炼的前提和基础。

（2）动以养形

形体的动静状态与精、气、神的生理功能状态有着密切关系，静而乏动易导致精气郁滞、气血凝结，久即损寿。运动可以促进精气流通，气血畅达，增强抗御病邪能力，提高生命力，适当运动不仅能锻炼肌肉、四肢等形体组织，还可增强脾胃的健运功能，促进食物消化输布。华佗指出："动摇则谷气得消，血脉流通，病不得生。"脾胃健旺，气血生化之源充足，故健康长寿。动形的方法多种多样，如劳动、舞蹈、散步、导引、按跷等，以动形来调和气血，疏通经络，通利九窍，防病健身。

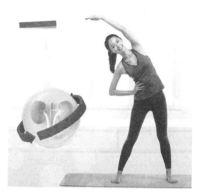

（3）动静适宜

我国古代养生家一直很重视动静适宜，主张动静结合、刚柔相济。动为健，静为康，动以养形，静以养气，柔动生精，精中生气，气中生精，是相辅相成的。实践证明，能将动和静、劳和逸、紧张和松弛这些既矛盾又统一的关系处理得当，协调有方，则有利于养生。

从《黄帝内经》的"不妄作劳"到孙思邈的"养性之道，常欲小劳"，都强调动静适度，从湖南长沙汉代马王堆出土竹简的导引图中的导引术、华佗的五禽戏到后世的各种动功的特点，概括言之就是动中求静。动静适宜的原则，还突出了一个审时度势的辩证思想特点。从体力来说，体力强的人可以适当多动，体力较差的人可以少动，皆不得疲劳过度。从病情来说，病情较重、体质较弱的，可以静功为主，配合动功，随着体质的增强，可逐步增加动功。从时间上来看，早晨先静后动，以便有益于一天的工作；晚上宜先动后静，有利于入睡。总之，心神欲静，形体欲动，只有把形与神、动和静有机结合起来，才能符合生命运动的客观规律，有益于强身防病。

## 正气为本

中医养生特别重视保养人体正气、增强生命活力和适应自然界的变化的能力，以达到健康长寿的目的。

## 1. 正气是生命之根

人体疾病的发生和早衰的根本原因，就在于机体正气的虚衰。正气旺盛，是人体阴阳协调、气血充盈、脏腑经络功能正常、卫外固密的象征，是机体健壮的根本所在。因此，历代医家和养生家都非常重视护养人体正气。人体正气得养，脏腑功能协调，使机体按一定规律生生化化，则正气旺盛，人之精力充沛，健康长寿；正气虚弱，则精神不振，多病早衰。一旦人体生理活动的动力源泉断绝，生命运动也就停止了。因此，保养正气乃是延年益寿之根本大法。

人体正气又是抵御外邪、防病健身和促进机体康复的最根本要素，疾病的过程就是"正气"和"邪气"相互作用的结果。正气不足是机体功能失调产生疾病的根本原因。正气充沛，虽有外邪侵犯，也能抵抗，而使机体免于生病，患病后亦能较快地康复。由此可知，中医养生所指的"正气"，实际上是维护人体健康的脏腑生理功能的动力和抵抗病邪的抗病能力，它包括了人体卫外功能、免疫功能、调节功能及各种代偿功能等。正气充盛，可保持体内阴阳平衡，更好地适应外在变化，故保养正气是养生的根本任务。

## 2. 保养正气重在脾胃

保养正气，就是保养精、气、神。从人体生理功能特点来看，保养精、气、神的根本，在于保养脾胃。在生理上，脾、肾二脏关系极为密切，先天生后天，后天充先天。脾气健运，必借肾阳之温煦；肾精充盈，有赖脾所化生的水谷精微的补养。要想维护人体生理功能的协调统一，保养脾胃至关重要。

### （1）保精护肾固先天

肾之精气主宰人体生命活动的全部过程。扶正固本，多从肾入手，为此古人反复强调肾之精气的盛衰直接关系到人体衰老的速度。所以，历代养生家都把保精护肾作为抗衰老的基本措施。现代医学研究认为，肾与下丘脑、垂体、肾上腺皮质、甲状腺、性腺，以及自主神经系统、免疫系统等都有密切关系。肾虚者可导致这些方面功能紊乱，并能引起遗传物质的改变，从而广泛地影响机体多方面的功能，出现病理变化和早衰之象。临床大量资料报道都表明，性欲无节制，精血亏损太多，会造成身体虚弱，引起多种疾病、过早地衰老或夭亡。这说明重视"肾"的护养，对于防病、延寿、抗衰老是有积极意义的。至于调养肾精的方法，要从多方面入手，节欲保精、运动保健、导引补肾、按摩益肾、食疗补肾、药物调养等，通过调补肾气、肾精，可以协调其他脏腑的阴阳平衡。肾的精气充沛，有利于元气运行，增强身体的适应调节能力，更好地适应自然。

（2）调养脾胃护后天

脾胃为"后天之本""气血生化之源"，故脾胃强弱是决定人之寿夭的重要因素。

脾胃为水谷之海，益气化生营血。人体功能活动的物质基础，营卫、气血、津液、精髓等，都化生于脾胃，脾胃健旺，化源充足，脏腑功能强盛，可促进和调节机体新陈代谢，保证生命活动的协调平衡。人身元气是健康之本，脾胃则是元气之本。李东垣阐述"人以脾胃中元气为本"的思想，提出了脾胃伤则元气衰，元气衰则人折寿的观点。元气不充，则正气衰弱。李东垣指出："内伤脾胃，百病丛生。"正说明脾胃虚衰正是生百病的主要原因，故调理脾胃、扶正益气也是预防保健的重要法则。

调理肾元，在于培补精气、协调阴阳；顾护脾胃，在于增强运化、弥补元气，两者相互促进，相得益彰。这是全身形、防早衰的重要途径。

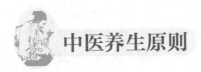

# 中医养生原则

为了便于掌握中医药养生的理论，有必要予以总结和归纳，提出若干基本原则，用以指导养生实践。事实上，千百年来所产生的诸多形式的养生方法，正是遵循了这些基本原则。

 **协调脏腑，以平为期**

五脏间的协调，即是通过相互依赖、相互制约、生克制化的关系来实现的。有生有制，则可保持一种动态平衡，以保证生理活动的顺利进行。脏腑的生理，以"藏""泻"有序为其特点。五脏是以化生和贮藏精、神、气、血、津液为主要生理功能；六腑是以受盛和传化水谷、排泄糟粕为其生理功能。藏、泻得宜，机体才有充足的营养来源，以保证生命活动的正常进行。任何一个环节发生了故障，都会影响整体生命活动而发生疾病。

脏腑协同在生理上的重要意义决定了其在养生中的作用。从养生角度而言，协调脏腑是通过一系列养生手段和措施来实现的。协调的含义大致有二：一是强化脏腑的协同作用，增强机体新陈代谢的活力；二是纠偏，当脏腑间偶有失和，应及时予以调整，以纠正其偏差。这两方面内容，作为养生的指导原则之一，贯彻在各种养生方法之中，如：四时养生中强调春养肝、夏养心、长夏养脾、秋养肺、冬养肾；精神养生中强调情志舒畅，避免五志过极伤害五脏；饮食养生中强调五味调和、不可过偏等，都是遵循协调脏腑这一指导原则而具体实施的。

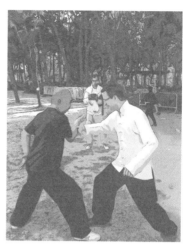

正如《素问·至真要大论》所云："谨察阴阳所在而调之，以平为期。""以平为期"就是以保持阴阳的动态平衡为准则。中国的传统健身术和功法，都体现了这一思想，传统功法概括为：虚实、刚柔、吸斥、动静、开合、起落、放收、进退，称为八法。它完全符合阴阳变化之理，以及"对立统一""协调平衡"的自然规律。太极拳运动更是把人体看成一个太极阴阳整体，主张虚中有实、实中有虚、刚柔相济、动静相兼，每个姿势和每个动作都体现相反相成、阴阳平衡的特点。可见，协调平衡是生命整体运动之核心。

 **畅通经络，调息养气**

经络是气血运行的通道。只有经络通畅，气血才能川流不息地营运于全身。只有经络通畅，才能使脏腑相通，阴阳交贯，内外相通，从而养助腑、生气血、布津液、传糟粕、御精神，以确保生命活动顺利进行，新陈代谢旺盛。所以说，经络以通为用，经络通畅与生命活动息息相关。一旦经络阻滞，则影响脏腑协调，气血运行也受到阻碍。所以，畅通经络往往作为一条养生的指导原则，贯穿于各种养生方法之中。

畅通经络在养生方法中主要作用形式有二：一是活动筋骨，以求气血通畅。如：太极拳、五禽戏、八段锦、易筋经等，都是用动作达到所谓"动形以达郁"的锻炼目的。活动筋骨，则促使气血周流，经络畅通。气血脏腑调和，则身健而无病。二是气功导引法，主要在于沟通任督二脉，营运大小周天。任脉起于胞中，循行于胸、腹部正中线，总任一身之阴脉，可调节阴经气血；督脉亦起于胞中，下出会阴，沿脊上行，循行于背部正中，总督一身之阳脉，可调节阳经气血。任、督二脉的相互沟通，可使阴经、阳经的气血周流，互相交贯。因而，任督二脉相通，可促进真气的运行，协调阴阳经脉，增强新陈代谢的活力。由于任督二脉循行于胸腹、背，二脉相通，则气血运行如环周流，故在气功导引中称为"周天"，因其仅限于任督二脉，并非全身经脉，故称为"小周天"。在小周天开通的基础上，周身诸经脉皆开通，则称为"大周天"。在气功、导引诸法中，要通过意守、调息，以促使气血周流，打通经脉。一旦大、小周天能够通畅营运，则阴阳协调，气血平和，脏腑得养，精充、气足、神旺，身体健壮而不病。沟通任督二脉、营运大小周天，其养生健身作用都是以畅通经络为基础的，由此也可以看出，畅通经络这一养生原则的重要意义。

养气主要从两方面入手，一是保养元气，一是调畅气机。元气充足，则生命有活力；气机通畅，则机体健康。保养正气，首先是顺四时、慎起居，如果人体能顺应四时变化，则可使阳气得到保护，不致耗伤。故四时养生、起居保健诸法，均以保养元气为主。保养正气，多以培补后天、固护先天为基点，饮食营养以培补后天脾胃，使水谷精微充盛，以供养气。而节欲固精、避免劳伤，则是固护先天元气的方法措施。先天、后天充足，则正气得养，这是保养正气的又一方面。此外，调情志可以避免正气耗伤，省言语可使气不过散，都是保养正气的措施。至于调畅气机，则多以调息为主。在调息的基础上，还有导引、按跷、健身术，以及针灸诸法，都是通过不同的方法，活动筋骨、激发经气、畅通经络，以促进气血周流，达到增强真气运行的作用，以旺盛新陈代谢活力。

## 清静养神，节欲保精

在机体新陈代谢过程中，各种生理功能都需要神的调节，故神极易耗伤而受损。因而，养神就显得尤为重要。《素问·病机气宜保命集》中指出："神太用则劳，其藏在心，静以养之。"所谓"静以养之"，主要是指静神不思、养而不用，即便用神，也要防止用神太过。静则百虑不思，神不过用，身心的清流有助于神气的潜藏内守。反之，神气的过用、躁动往往容易耗伤，会使身体健康受到影响。

清静养神是以养神为目的，以清静为大法。只有清静，神气方可内守。清静养神原则的运用归纳起来，大要不外有三：一是以清静为本无忧无虑，静神而不用，即所谓恬淡虚无之态，其气即可绵绵而

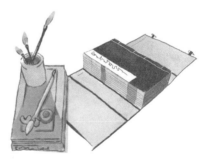

生；二是少思少虑，用神而有度，不过分劳耗心神，使神不过用；三是常乐观，和喜怒，无邪念妄想，用神而不躁动，专一而不杂，可安神定气。这些养生原则，在传统养生法中均有所体现。如：调摄精神诸法中的少私寡欲、情志调节；休闲养生中的养性怡情；气功、导引中的意守、调息、入静；四时养生中的顺四时而养五脏；起居养生汇总的慎起居、调睡眠等，均有清净养神的内容。

由于精在生命活动中起着十分重要的作用，所以，要想使身体

健康而无病，保持旺盛的生命力，养精则是十分重要的内容。《类经》明确指出："善养生者，必保其精，精盈则气盛，气盛则神全，神全则身健，身健则病少，神气坚强，老而益壮，皆本乎精也。"保精的意义，于此可见。保精的另一方面含义，还在于保养肾精，也即狭义的"精"。男女生殖之精，是人体先天生命之源泉，不宜过分泄漏，如果纵情泄欲，会使精液枯竭，真气耗散而致未老先衰。

欲达到养精的目的，必须抓住两个关键环节。其一为节欲，所谓节欲，是指对于男女间性欲要有节制、自然，男女之欲是正常生理要求，欲不可绝，亦不能禁，但要注意适度，不使太过，做到既不绝对禁欲，也不纵欲过度，即是节欲的真正含义。节欲可防止阴精的过分泄漏，保持精盈充盛，有利于身心健康。在中医养生法中，如房事保健、气功、导引等，均有节欲保精的具体措施，也是这一养生原则的具体体现。其二是保精，此指广义的精而言，精禀于先天，养于水谷而藏于五脏，若后天充盛，五脏安和，则精自然得养，故保精即通过养五脏以不使其过伤，调情志以不使其过极，忌劳伤以不使其过耗，来达到养精保精的目的。在传统养生法中，调摄情志、四时养生、起居养生等诸法中，均贯彻了这一养生原则。

## 综合调养，持之以恒

人是一个统一的有机体，无论哪一个环节发生了障碍，都会影响整体生命活动的正常进行。所以，养生必须从整体全局着眼，注意到生命活动的各个环节，全面考虑，综合调养。

综合调养的内容，不外乎人与自然的关系以及脏腑、经络、精神情志、气血等方面，具体来说，大致有：顺四时、慎起居、调饮食、戒色欲、调情志、动形体，以及针灸、推拿、按摩中药养生等诸方面内容。避风寒就是顺四时以养生，使机体内外功能协调；节劳逸就是指慎起居、防劳伤以养生，使脏腑协调；戒色欲、正思虑、薄滋味等，是指精、气、神的保养；动形体、针灸、推拿、按摩，是调节经络、脏腑、气血，以使经络通畅，气血周流，脏腑协调；药物保健则是以药物为辅助作用，强壮身体，益寿延年。从上述各个不同方面，对机体进行全面调理保养，使机体内外协调，适应自然变化，增强抗病能力，避免出现失调、偏颇，达到人与自然、体内脏腑气血阴阳的平衡统一，便是综合调养。

养生保健不仅要方法合适，而且要坚持不懈地努力，才能不断改善体质。只有持之以恒地进行调摄，才能达到目的。其大要有以下三点：

### 1. 养生贯穿一生

在人的一生中，各种因素都会影响最终寿限，因此，养生必须贯穿人生的始终。中国古代养生家非常重视整体养生法。金元时期著名医家刘完素提出人生"养、治、保、延"的摄生思想。明代张景岳特别强调胎孕养生保健和中年调理的重要性。张氏在《类经》中指出："凡寡欲而得之男女，贵而寿，多欲而得之男女，浊而夭。"告诫为人父母者生命出生之前常为一生寿夭强弱的决定性时期，应当高度重视节欲节饮，以保全精血，造福后代。张景岳主张小儿多要补肾，通过后天作用补先天不足，保全真元对中年健壮有重要意义。人的成年时期是一生中的兴旺阶段，据此特点，刘完素认为："其治之之道，辨八邪，分劳佚，行守令之法，宜治病之药，当减其毒，以全其真。"这种"减毒"预防伤正思想对于抗御早衰具有很重要的作用。张景岳更强调指出："人于中年左右，当大为修理一番，则再振根基，尚余强半。"通过中年的调理修整，为进入老年期做好准备，人到老年，生理功能开始衰退。对于高龄之人，可视其阴阳气血之虚实，有针对性地采取保健措施。根据高年之生理特点，适当锻炼，辅以药养和食养，有益于延年益寿。古人的这种整体养生思想比较符合现代对人体生命和养生的认识。

### 2. 练功贵在精专

中医养生保健的方法很多。要根据自己各方面的情况，合理选择。选定之后，就要专精练，切忌见异思迁，朝秦暮楚。因为每一种功法都有自身的规律，专一精练能强化生命运动的节律，提高生命运动的有序化程度。如果同时练几种功法，对每一种功法都学不深远，则起不到健身作用，而一旦各种功法的规律不完全相同，互有干扰，就会影响生命活动的有序化，身体健康水平不可能提高。

古人云，药无贵贱，中病者良；法无优劣，契机者妙。练功要想有益健康，就得遵循各种功法的自身规律，循序渐进，坚持不懈，专心致志去练，不可急于求成，练得过多过猛。只要树立正确态度，掌握正确的方法，勤学苦练，细心体会，一定能取得强身健体的效果。

### 3. 养生重在生活化

提倡养生生活化，就是要积极主动地把养生方法融入日常生活的各个方面。因为作、息、坐、卧、衣、食、住、行等，必须符合人体生理特点、自然和社会的规律，才能给我们的工作、学习和健康带来更多的益处。总之，养生是人类之需、社会之需。日常生活中处处都可以养生，只要把养生保健的思想深深扎根生活之中，掌握健身方法，就可做到防病健身、祛病延年，提高健康水平。

# 第三章　体质养生

　　体，指的是一个人的身体、形体、个体；质，指的是素质、质量、性质。体质即是在人体生命过程中，在先天和后天因素影响下人体生理功能和心理状态方面综合的、相对稳定的固有特质。了解自身体质，针对体质进行养生可收事半功倍之效。

体质养生，就是在了解自己的体质类型的前提下，通过中医理论指导，针对不同个体的体质特征，采用一些合理的精神调摄、饮食调养、起居调护、形体锻炼，并重视疾病的预防，以及患病以后疾病的转变等一些防病的措施，通过改善体质，强健体魄，以提高人体对环境的适应能力，从而达到健康长寿、安享天年的目的。

王琦教授将体质分成九种，分别为：平和体质、气虚体质、阳虚体质、阴虚体质、痰湿体质、湿热体质、血瘀体质、气郁体质和特禀体质。这九种体质类型的人的体质特征见表3-1。

表3-1　九种体质表

| 平和体质 | 精力充沛 | 语音有力 | 处事乐观 | 适应力强 |
|---|---|---|---|---|
| 气虚体质 | 容易疲乏 | 声音低弱 | 喜欢安静 | 容易感冒 |
| 阳虚体质 | 手脚发凉 | 不耐寒冷 | 容易腹泻 | 胃脘、背部或腰膝怕冷 |
| 阴虚体质 | 手脚心发热 | 口咽干燥 | 大便干燥 | 两颧潮红或偏红 |
| 痰湿体质 | 身体沉重感 | 腹部肥满松软 | 额部油脂分泌多 | 上眼睑比别人肿 |
| 湿热体质 | 面部油腻感 | 易生痤疮 | 口苦 | 大便黏滞 |
| 血瘀体质 | 面色晦暗或有褐斑 | 口唇颜色偏暗 | 皮肤不知不觉出现青紫瘀斑 | 容易忘事 |
| 气郁体质 | 情绪低沉 | 精神紧张 | 多愁善感 | 容易受到惊吓 |
| 特禀体质 | 容易过敏 | 不感冒也打喷嚏、鼻塞流涕 | 皮肤容易出现抓痕 | 起荨麻疹 |

# 平和体质

 **平和体质的定义及特征表现**

　　平和体质是以体态适中、面色红润、精力充沛、脏腑功能状态强健壮实为主要特征的体质状态，又称为"平和质"。平和体质，顾名思义就是不偏不倚，人体保持着一种阴阳平衡的状态。

　　平和体质的人多体形匀称、健壮，面色、肤色润泽，头发稠密有光泽，目光有神，鼻色明润，嗅觉通利，味觉正常，唇色红润，精力充沛，不易疲劳，耐受寒热，睡眠安和，胃口良好，两便正常，舌色淡红，苔薄白，脉和有神。同时平和体质的人性格随和开朗，对自然环境和社会环境适应能力较强。

 **平和体质的调理方法**

　　平和体质的人，养生保健宜饮食调理，需"谨和五味"。当饮食应清淡，不宜有偏嗜。因五味偏嗜，会破坏身体的平衡状态。如过酸伤脾，过咸伤心，过甜伤肾，过辛伤肝，过苦伤肺。其次，在维持自身阴阳平衡的同时，平和体质的人还应该注意自然界的四时阴阳变化，顺应此变化，以保持自身与自然界的整体阴阳平衡。最后，平和体质的人还可酌量选食具有缓补阴阳作用的食物，以增强体质。

这类食物有：粳米、薏苡仁、豇豆、韭菜、甘薯、南瓜、银杏、核桃仁、龙眼、莲子、鸡、牛、羊等。平和体质的人春季阳气初生，宜食辛甘之品以发散，而不宜食酸收之味，宜食韭菜、香菜、豆豉、萝卜、枣等。夏季心火当令，宜多食辛味助肺以制心，并且饮食宜清淡而不宜食肥甘厚味，宜食菠菜、黄瓜、丝瓜、冬瓜、桃、李、绿豆、鸡肉、鸭肉等；秋季干燥易伤津液，宜食性润之品以生津液，而不宜食辛散之品，宜食银耳、杏、梨、白扁豆、蚕豆、猪肉等。冬季阳气衰微，故宜食温补之品以保护阳气，而不宜寒凉之品，宜食板栗、黑豆、刀豆、羊肉、狗肉等。

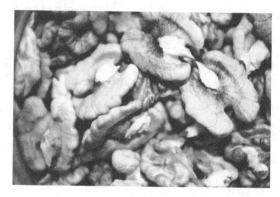

核桃仁

# 气虚体质

## 气虚体质的定义及特征表现

气虚体质是由于元气不足，以气息低弱，机体、脏腑功能状态低下为主要特征的一种体质状态，是由于先天本弱，后天失养或病后气亏而导致的。

气虚体质者多表现为肌肉不健壮，平素语言低怯，气短懒言，肢体容易疲乏，精神不振，易出汗，舌淡红，舌体胖大、边有齿痕，脉象虚缓；面色多偏黄或㿠白，目光少神，口淡，唇色少华，毛发不华，头晕，健忘；大便正常，或有便秘、但不结硬，或大便不成形、便后仍觉未尽；小便正常或偏多。同时气虚体质者多性格内向，情绪不稳定，胆小，不喜欢冒险。对外界环境适应能力较差，表现为不耐寒邪、风邪和暑邪。

## 气虚体质的调理方法

气虚体质的人，平素情绪应积极乐观，宜多食益气健脾之品，起居应顺应四时，运动宜柔缓。

### 1. 情志调理

气虚体质的人要培养自己积极乐观的生活态度，不断地给自己加油鼓劲，增强自信心，把自己的精神寄托在感兴趣的事情上。

气虚体质的人不可以过度劳力伤神，"劳则气耗"，因此在工作繁忙之余，要适当地放松，使身体的能量及时得到补充。

气虚体质的人还要避免过度紧张，保持一个稳定平和的心态。

## 2. 饮食调理

（1）饮食宜忌

气虚体质的人应该多吃一些具有益气健脾作用的食物，如白扁豆、蘑菇、大枣、桂圆、粳米、鸡肉、牛肉、鳝鱼、花生等。水果方面，可以适当多吃樱桃、葡萄等。但一些具有耗气作用的食物，如空心菜、生萝卜等应少食用。

气虚体质的人还可以吃一些药食同源的食物，如山药。山药的补脾气作用特别好。山药里含有淀粉酶、多酚氧化酶等物质，有利于脾胃的消化和吸收，是一味平补脾胃的药食两用之品。

（2）心肺气虚食疗——芪苓粥

气虚体质偏于心肺气虚的人，可以食用芪苓粥，具体做法是：用黄芪 30 克，茯苓 15 克，大枣 10 克，山药 30 克，粳米 50 克，红糖适量。大枣去核，与茯苓、山药、粳米同煮成粥，加适量红糖调味就可以服用了，经常感冒的人也可以食用。

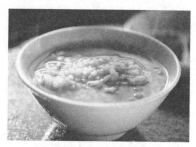

（3）气虚体质食疗——什锦麦胚饼

气虚体质的人还可以食用什锦麦胚饼来调理气虚体质。其用料为：葡萄干 30 克，龙眼肉、花生仁各 10 克，大枣 10 枚，麦胚粉 100 克，白糖（或红糖）10 克。葡萄干洗净，花生仁炒熟，大枣洗净去核后与龙眼肉一起切碎待用。将麦胚粉用开水后加入上述切碎的原料，糅合均匀后制成薄饼，将饼烙熟即成。此饼可在每天早饭时食用，具有非常好的补气作用，可以当零食吃。

### 3. 季节调理

气虚体质的人不耐夏季。夏季不宜过于贪凉饮冷，同时不宜让室内外温差过大，老幼等体弱之人慎用凉水淋浴。夏季作息时间要适应自然界的规律，晚睡早起。可以适当地睡午觉，时间一般以30分钟至1小时为宜。

气虚体质的人不耐冬季。因此要注意保暖，尤其是头部、背部和脚部。冬季的作息时间也要适应自然界的规律，早睡晚起，起床的时间最好在太阳出来之后，就能躲避严寒，求其温暖。

### 4. 运动调理

气虚体质的人比较适合练习太极拳、太极剑、八段锦和五禽戏等一些比较柔缓的传统健身功法，通过气功的调息方法，有利于养气、补气，改善呼吸功能。但气虚体质的人，不管进行哪一种运动锻炼，都要注意运动量要循序渐进，切不可进行强体力运动，不宜汗出过多。要做到"形劳而不倦"，选择适当的运动量，循序渐进，持之以恒。

### 5. 按摩及保健调理

气虚体质的人可以采用穴位按摩法进行补气。最常用的穴位是膻中、足三里、阴谷三个穴位。

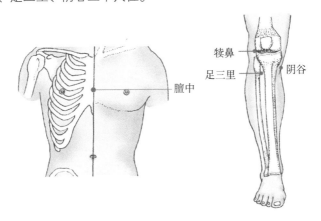

膻中穴是培补心肺之气的一个重要穴位。膻中穴位于胸部，当前正中线上，平第 4 肋间，两乳头连线的中点处。取穴后，患者可采用正坐或仰卧的姿势，每天用大拇指或中指按压该穴 1 次，每次按压 15 分钟，每分钟按压 15 次。

足三里穴可以调理脾胃，补中益气，具有调节机体免疫力、增强抗病能力的作用。"三里"可以理解为理上、理中、理下。胃胀、胃脘疼痛的时候就要"理上"，按摩足三里的时候要同时往上方使劲；腹部正中出现不适，就需要"理中"，只要往内按就行了；小腹上的病痛，需在按住足三里的同时往下方使劲，这叫"理下"。

阴谷穴可以补肾气，对于治疗多汗也非常有效。阴谷位于腘窝内侧，屈膝的时候，在半腱肌肌腱与半膜肌肌腱之间。按摩阴谷穴时可以配合肾俞穴一起按摩。在按摩时，要一面缓缓吐气，左右同时用力按压这些穴 10 秒钟，至轻微发痛的程度为止，每天需要耐心地指压 30 次。

# 阳虚体质

## 阳虚体质的定义及特征表现

阳虚体质是以怕冷、四肢不温等虚寒现象为主要特征的体质状态。主要是由于先天不足，或病后阳亏所致。如胎儿孕育时父母体弱，或年长受孕、早产，或平素偏嗜寒凉损伤阳气，或久病阳亏，或年老阳衰等。

阳虚体质者多形体白胖，肌肉不壮实。平素怕冷，怕风，手足冰凉，喜热饮食，吃寒凉食物容易腹泻，精神不振，睡眠偏多，舌淡胖嫩，边有齿痕，舌润，脉象沉迟而弱；面色多柔白，眼周晦暗，口唇色淡，毛发易落，易出汗，易感冒，小便清长，大便稀薄；性格多沉静、内向。平素不耐寒邪，耐夏不耐冬，易感受湿邪。

## 阳虚体质的调理方法

### 1. 情志调理

阳虚体质的人，性格一般是沉静的、内向的，平素需加强精神调养，调节情感、情绪，尽量避免和减少悲伤，要让心里充满阳光。还要防止惊恐、大喜大悲等不良情绪的影响。

在日常生活中，可以多听听音乐，选择一些轻松、喜庆、优美、畅快的轻音乐；多交朋友，多与人接触、沟通。尤其是老年人，更应不断充实自己的晚年生活。要善于自我排遣和与人倾诉，心胸要

宽阔，做人要宽宏大量，用
愉悦的情绪代替悲哀、低落的
情绪。

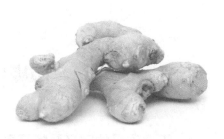

**2. 饮食调理**

（1）生姜助温阳

中医讲生姜是助阳之品，
生姜温阳作用明显，经常吃姜，有益于养生保健。因此，我们可以在
做菜的时候放姜，或者口嚼生姜，甚至还可以把生姜切片以后放在肚
脐上。

阳虚体质的人，还可适当多吃以温补脾肾阳气为主的食物。常
吃的食物可选羊肉、牛奶、童子鸡、虾、韭菜、糯米、芡实、桂
圆、栗子、荔枝、樱桃、桂皮等，平时应少食生冷黏腻的东西，即
便是盛夏也不要过食寒凉之品，比如冰水、冰激凌、冰西瓜等。

（2）当归生姜羊肉汤补阳气

当归生姜羊肉汤，具有温中散寒的作用，可以温暖机体，补充
身体的阳气。同时，驱除寒气，还可以补血，特别适合冬天食用。

制作方法：取当归 20 克，生姜 30 克，羊肉 500 克。当归、生
姜冲洗干净以后，用清水浸软，并切片。将羊肉放入开水锅中微微
烫过，除去血水以后捞出切片。然后把当归、生姜、羊肉放入砂锅
中，加入清水、料酒、食盐，旺火烧沸后撇去浮沫，再改用小火炖
至羊肉熟烂即可。

（3）菟薏粳米汤暖腰膝

对于下焦虚寒的人，可用菟丝子和薏苡仁熬粥，可以补阳，还
可以去除湿气、解暑，适合于夏天食用。用菟丝子 30 克，薏苡仁
30 克，粳米 100 克熬粥，可加一些冰糖，调合口味。

## 3. 季节调理

### （1）注意腰部和下肢的保暖

阳虚体质的人，由于机体阳气不足，四季中耐受春夏而不耐受秋冬，所以觉得秋冬季节特别难熬。在秋冬时，阳虚体质者要适当多穿衣服，尽量多吃温热的食物来养护阳气，尤其要注意腰部和下肢的保暖。在夏季时，我们要尽量避免高强度的运动和体力劳作，也不可贪凉饮冷，吃冰激凌等寒凉的食物。在阳光充足的情况下，可以适当进行户外活动，但不能在阴暗潮湿及寒冷的环境下长期工作、生活和学习。

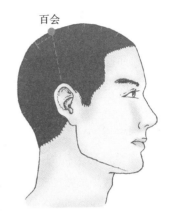

百会

### （2）晒太阳、养阳气

对于阳虚体质卫阳不足的人，也可以选择在中午晒太阳的方法来补养阳气。中午是阳气最旺盛的时候，尤其是冬天的中午，是晒太阳最宝贵的时间，一般半小时左右。

晒太阳的时候，不要戴帽子，人的头顶有一个百会穴，通过百会穴，机体可以把阳气吸纳入体内以达到更好地补养阳气的作用。

## 4. 按摩及保健调理

### （1）穴位按摩补阳法

自行按摩气海、足三里、涌泉等穴位可以补肾助阳，改善阳虚体质。

气海这个穴位在下腹部，前正中线上，脐中下 1.5 寸。取穴时，可采用仰卧的姿势，直线连接肚脐

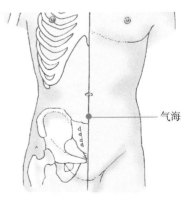

气海

与耻骨上方，将其 10 等分，取其靠肚脐 3/10 的位置，即为此穴。按摩方法为每天用大拇指或中指按压该穴 1 次，每次按压 15 分钟，每分钟按压 15 次。

足三里，可以用简单取穴法：从下往上触摸小腿外侧、膝盖骨下面，可摸到凸块（胫骨外侧髁）。由此再往外，斜下方一点之处，还有另一凸块（腓骨小头）。这两块凸骨以线连接，以此线为底边向下作一正三角形，而此正三角形的顶点，正是足三里穴。按摩足三里很简单，每天可用大拇指或中指按压足三里穴，每次按压 10 分钟，每分钟按压 20 次，注意每次按压要使足三里穴有针刺一样的酸胀、发热的感觉。此外，可用艾条做艾灸，每周艾灸足三里穴 2 次，每次灸 20 分钟。艾灸时应让艾条的温度稍高一点，使局部皮肤发红，艾条缓慢沿足三里穴上下移动，以不烧伤局部皮肤为度。

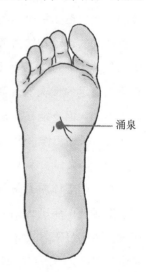

涌泉

涌泉穴，位于人体足底部，卷足时足前部凹陷处，约当第 3 趾趾缝纹头端与足跟连线的前 1/3 与后 2/3 的交点上。取穴时，可采用正坐或仰卧、翘足的姿势。可采用食指第二三节手指屈曲，以该关节对涌泉穴进行按压，每次按压 10 分钟，每分钟按压 20 次，左右涌泉穴按法相同。

（2）"捏三提一"激发阳气法

对于阳虚体质、中焦虚寒的人来说，我们可以用捏督脉的方法调养。督脉有调节阳经气血的作用，所以督脉被称为"阳脉之海"，主生殖功能，特别是男性生殖功能。

操作方法：在床上以俯卧式赤身的方式捏脊，也就是捏督脉。在后背正中线，捏脊方向为自下而上，从臀裂到颈部大椎穴，一般捏3～5遍，以皮肤微红为度，在捏最后一遍时，捏3下，向上提一次，在中医里叫"捏三提一"，目的在于加大刺激量，激发阳气。

这种捏督脉的方法，对于阳虚体质、中焦虚寒者特别适用，因为它除了有激发阳气的作用外，对脾胃，也就是对人体消化系统还有保健作用。

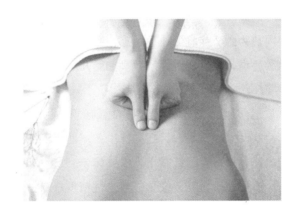

（3）人老脚先老，养生先养脚

对于阳虚体质下焦虚寒的，足疗是比较实用的护阳方法。

足疗是近年来比较流行的一种保健方法，脚对人体起着重要的养生保健作用。坚持睡前用热水洗脚，或刺激足部穴位，促进气血运行，就可以驱除寒气，疏通全身经络，增强人体免疫力和抵抗力，具有呵护阳气、强身健体的功效。

在洗脚时，可用40～50℃的水洗脚，水量以淹没脚踝部为宜，双脚浸泡15分钟。同时，用手缓慢、连贯地按摩双脚，直至我们自己感觉双脚微微有发热感为止。如在水中再加入一些温阳的药物，比如桂枝、少量白酒等，效果会更好。

# 阴虚体质

 **阴虚体质的定义及特征表现**

阴虚体质以体内津液精血等物质亏少为主要特点，以有关组织器官失养和内热为主要症状的体质状态，主要由于先天不足，或久病失血，纵欲耗精，积劳伤阴等所致。如胎儿孕育时父母体弱，或年长受孕、早产，或曾患出血性疾病等。

阴虚体质者多体形瘦长。平素易口燥咽干，鼻微干，手足心热，口渴喜冷饮，大便干燥，舌红少津少苔；面色潮红、常有烘热感，目干涩，视物模糊，唇红微干，皮肤偏干、易生皱纹，眩晕耳鸣。睡眠差，小便短涩，脉象细弦或数。性情多急躁易怒，外向好动，活泼。其平素不耐受热邪，耐冬不耐夏，不耐受燥邪。

 **阴虚体质的调理方法**

**1. 情志方面**

阴虚体质的人，性情比较急躁，常常心烦易怒，坐不住。所以，我们必须加强精神调养，调节好自己的情感，心平气和，舒缓情志，学会正确对待喜与忧、苦与乐、顺与逆，保持稳定的心态。平日起居有规律，工作有条不紊，对非原则性问题少与人争执，少参加有输赢的活动。闲暇时间多听听音乐，对于调整情绪、睡眠十分有利，比如《小夜曲》《摇篮曲》之类。

## 2. 饮食调理

**（1）阴虚体质者，食宜滋润**

在饮食方面应该多吃一些滋补肾阴的食物，以滋阴潜阳为法。可多食鸭肉、燕窝、芝麻、藕、枸杞苗、丝瓜、银耳、豆腐、甘蔗、桃子、西瓜、百合、山药、甲鱼、海蜇等。这些食品性味大多甘凉，有滋补机体阴液的功效。可适当配合补阴药膳，有针对性地调养。

阴虚火旺的人，应少吃辛辣的东西，火锅最好少吃，少食羊肉、鸡肉、韭菜、辣椒、葵花子等性温燥烈之品。蒸、炸、爆、烤的食物也应少吃些。水果中龙眼肉、荔枝这些热性食品少吃。

**（2）滋养脾肾——清炒山药片**

山药能够健脾补虚，滋精固肾。平时我们可以清炒山药片。用鲜山药5两，加上葱2根、蒜苗1根，姜片、醋、芝麻油、盐各少许，清炒食用。对于阴虚体质偏于肾阴虚的人，可以多食。

**（3）滋养肺阴——七味鸭**

对于阴虚体质偏于肺阴虚的，我们用七味鸭。方法：老鸭1只，川贝母10克，茯神30克，生地黄30克，当归身30克，熟地黄30克，白术30克，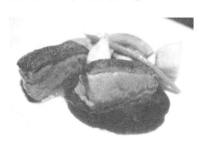地骨皮50克，陈甜酒50克，酱油50克，味精5克。选老鸭1只，去毛，洗净，去肚杂，不可再见水。然后将药料用陈甜酒、生酱油拌匀后，装进鸭肚内，用线缝紧，干瓦盆盛之，不可加水。将盛老鸭的盆盖盖严，外用湿棉纸将盆封固，用稻草辫扎紧，上笼屉蒸至烂熟，吃鸭肉。

**（4）滋养肝肾——桑椹**

桑椹有滋阴补血之功，最能补肝肾之阴。《本草经疏》中说桑

椹 "为凉血补血益阴之药",尤其是肝肾阴虚体质之人出现消渴、视物模糊、耳鸣者,食之最宜。

### 3. 季节调理

阴虚体质者不耐受夏季,因为机体阴液不足,加之夏季天气炎热,则不适更甚。所以,在夏季穿着上,宜穿丝绸或者棉质类等吸汗透气的衣服,少穿化纤布料衣服,因为化纤布料虽然轻薄,但吸水性、透气性均差,皮肤很难通过汗液蒸发散热。还可以选择浅色衣服,因为浅色衣服吸收热能少。因此,夏季穿棉质或丝质浅色衣裤是阴虚体质人的明智选择。

### 4. 运动调理

阴虚体质的人,锻炼时要控制出汗量,及时补充水分。

阴虚体质者由于阳气偏充,应避免大强度、大运动量的锻炼形式,避免在炎热的夏天,或闷热的环境中运动,以免出汗过多,损伤阴液,亦不宜去蒸桑拿。

所以阴虚体质的人只适合做中小强度、间断性的身体练习。因为皮肤干燥,可以经常去游泳,常泡在水里能够滋润肌肤,减少皮肤瘙痒。肺开窍于皮毛,所以游泳对阴虚体质偏于肺阴虚的人比较适合。

静气功锻炼对人体内分泌具有双向调节功能,能促进脾胃运化,增加体液的生成,改善阴虚体质。另外,还可以选择太极拳、太极剑、八段锦、气功等动静结合的传统健身项目,也可习练 "六字诀" 中的 "嘘" 字功,以涵养肝气。

### 5. 按摩及保健调理

(1)穴位按摩滋阴法

具有补阴作用的穴位中有三个穴位很常用:太溪、三阴交和照海。自行按摩这三个穴位可以滋养阴液,改善阴虚体质。

照海穴补一身之阴，在人体的足内侧，内踝尖下方凹陷处，通奇经八脉之阴跻脉。阴跻脉、阳跻脉左右成对，有"分主一身左右阴阳"之说。按摩照海穴，适用于阴虚体质偏于肾阴虚者。按摩方法为每天2次，每次10分钟，在按摩这个穴位的时候，闭口不能说话，当感到口中有津液产生，要咽回腹中。一般来说，点揉3～5分钟后就会感觉到喉咙里有津液出现，疼痛也会随之缓解。

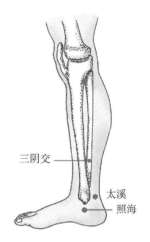

三阴交
太溪
照海

太溪是肾经原穴，太溪补一经之阴，也就是补肾阴。所以刺激太溪穴能够很好地发挥"补水"作用。太溪穴位于足内侧，内踝后方与脚跟骨筋腱之间的凹陷处。太溪主要用来补阴，所以不要用灸，因为灸是热性刺激，容易伤阴，最好是按揉，适用于阴虚体质偏于肾阴虚的人。按摩方法为每天2次，每次10分钟。按揉太溪穴，一年四季都可以，春秋季节天气干燥的时候，按揉的时间应该长一些，因为燥易伤阴，多揉一些时间，既可补阴，又可防燥伤阴；夏季可以时间短一些，因为夏季湿气比较重，按揉时间长了，体内的阴气太重反倒不好。冬季比较折中一些，每天每穴按揉5分钟就行。但无论什么季节，最好在晚上9～11点按揉，因为这个时候身体的阴气较旺，可以"相得益彰"。

补阴也不能忘了三阴交。三阴交是肝、脾、肾经的交会穴，补三经之阴，也就是补肝经、脾经及肾经之阴。三阴交在小腿内侧，足内踝尖上3寸，胫骨内侧缘后方，正坐屈膝成直角取穴。按摩方法为每天按摩2次，每次5～6分钟。孕妇忌按。按摩三阴交主要适用于阴虚体质偏于肺阴虚和脾阴虚的。

（2）保健按摩操

①两手掌对搓至手心热后，分别放至腰部，手掌贴皮肤，上下按摩腰部，至有热感为止。可早、晚各1遍，每遍约100次，此运动可补肾纳气。

②两手握拳，手臂往后用两拇指的掌关节突出部位，自然按摩腰眼，向内做环形旋转按摩，逐渐用力，以至酸胀感为宜，持续按摩10分钟左右，早、中、晚各1次。腰为肾之府，常做腰眼按摩，可防治中老年人因肾阴不足所致的腰酸背痛等症。

③端坐，两腿自然下垂，先缓缓左右转动身体3～5次。然后，两脚向前摆动15次，可根据个人体力，酌情增减。做动作时全身放松，动作要自然、缓和，转动身体时，躯干要保持正直，不宜俯仰。此动作可活动腰膝，益肾强腰。常练此动作，腰、膝得以锻炼，对肾有益。

# 痰湿体质

 **痰湿体质的定义及特征表现**

痰湿体质是在机体水液内停、痰湿凝聚的基础上形成的，以黏滞重浊为主要特征的体质状态。主要因为先天禀赋不足，或后天过食肥甘导致。

痰湿体质者多体形肥胖，腹部肥满松软；面部皮肤油脂较多，多汗且黏，胸闷，痰多；面色暗黄，眼胞微浮，容易困倦，口黏腻或甜，身重不爽，喜食肥甘甜黏，大便正常，小便不多或微浑浊，平素舌体胖大，舌苔白腻，脉滑。性格偏温和，稳重恭谦豁达，善于忍耐。对于梅雨季节及潮湿环境适应能力差。

 **痰湿体质的调理方法**

### 1. 情志调理

痰湿体质的人性格很随和，很少会孤僻，也不会独树一帜，因此，精神调养和阳虚体质的人有些类似。

平时可以多听一些激情高亢的音乐，多看一些表现力量、对抗性强的体育比赛，多回忆自己辉煌的过去。行为上应改变过去久卧、久坐、久躺的习惯。痰湿体质的人由于形体臃肿，就是不爱动，和很火爆、很急躁的阴虚体质的人完全不一样的。

痰湿体质的人要改变一下自己的情怀，要变得活跃一些，利索一些，轻松一些，这样才有利于改变痰湿这种体质状态。

痰湿体质的人一般来说脾胃的功能都不好，而思伤脾，因此不能过度思虑，要想得开，放得开，有时候还要学会无所谓。

### 2. 饮食调理

（1）饮食宜忌

痰湿体质的人在饮食方面宜清淡，应适当多吃一些能够宣肺、健脾、补肾、化湿的食物，可常吃的食物有冬瓜、荷叶、山楂、赤小豆、白萝卜、紫菜、海蜇、洋葱、薏苡仁、燕麦、白菜、苋菜、茼蒿、绿豆芽、海带等。应少吃肥肉和甜、黏、腻的东西，比如蛋糕、点心。酒类也不宜多饮，而且不能吃得过饱。忌吃饴糖、石榴、大枣、柚子，且最忌暴饮暴食和进食速度过快，应限制食盐的摄入。

（2）茯苓茯苓，一吃就灵

茯苓对于痰湿体质的人来说是一个最好的药食同源的佳肴。茯苓利水渗湿、健脾、化痰，而且还宁心安神。

《太平圣惠方》里的茯苓麦冬粥，用茯苓15克，麦冬5克，粟米100克制成。粟米加水煮粥，二药水煎取浓汁，待米半熟时加入，一同煮熟食用，具有良好的祛痰除湿功效，特别适用于痰湿体质偏于痰湿内蕴和痰湿困脾之人。

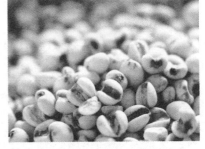

（3）痰湿体质的福音——薏苡仁

薏苡仁是一种常用的中药，又是一种普遍、常吃的食物，性味甘淡微寒，具有利水消肿、健脾，祛湿、舒筋除痹、清热排脓等功效，为常用的利水渗湿药。

《本草纲目》里记载了薏苡仁粥：用薏苡仁 50 克，与粳米 200 克，加水煮成稀粥，每日食 1～2 次，连服数日。主要就是取薏苡仁补脾除湿的功效。还可以用薏苡仁 20 克，冬瓜子 30 克，粳米 100 克煮粥，因为冬瓜子也有化痰利湿的作用，两药在一起药效更好。

（4）山楂促消化

痰湿体质的人，不管是痰湿蒙蔽清窍的，或者是痰湿内蕴的；还是痰阻气道，或者痰湿困脾的都可以适当多吃一些山楂。山楂含多种维生素、山楂酸、酒石酸、柠檬酸、苹果酸等，还含有黄酮类、内酯、糖类、蛋白质、脂肪和钙、磷、铁等矿物质，所含的解脂酶能促进脂肪类食物的消化。

所以，痰湿体质的人适合吃山楂，最好的就是山楂茶。用山楂 300 克，干荷叶 100 克，薏苡仁 50 克，甘草 30 克。将以上几味药共研细末，分为 10 包，每日取一包沸水冲泡，代茶饮。

（5）两种食疗方，调治体"痰湿"

山药冬瓜汤是痰湿体质人最常用的一个药膳。用山药 100 克，冬瓜 100 克至锅中慢火煲 30 分钟，调味后即可饮用。本品可健脾利湿，特别适合痰湿体质有困倦、乏力表现的人。

青鸭羹也是一个很好的选择。用青头鸭 1 只，苹果 1 个，赤小豆 150 克，食盐、葱各适量。将青头鸭宰杀洗净，去内脏，赤小豆淘洗干净，与苹果一起装入鸭腹，入砂锅，加水适量，文火炖至鸭熟烂时，加葱适量、盐少许即成。空腹饮汤食肉，健脾开胃，利尿消肿，而且还可减肥。

（6）药茶化痰湿

药茶 1：半夏 5 克，陈皮 5 克，茯苓 5 克，甘草 3 克，泡水当茶饮，每天适量频服；或用荷叶 15 克，泡水当茶饮，每天适量频服，此茶可有效调理痰湿体质。

药茶2（自拟）：白术10克，苍术10克，黄芪15克，防己10克，泽泻10克，荷叶10克，橘红10克，蒲黄10克，大黄6克，鸡内金10克，加水500毫升煎煮。每天服2次，每次150毫升，可有效化痰祛湿。

### 3. 季节调理

痰湿体质的人，机体痰湿内盛，对梅雨季节及湿度大的环境适应能力差，不能耐受潮湿。

痰湿体质的人固护脾胃是首要任务。脾胃疾病存在鲜明的季节特点。春夏之交温暖多风，虽然气候已逐渐变暖，甚至炎热，但也会受到突如其来的风雨变化而着凉受寒，而寒气又十分容易直中脾胃。因此，即使是在气候逐渐变暖的情况下，对胃部做好必要的保暖工作也是很重要的。

长夏季节更应该注意规律生活，注意劳逸结合。因为白天越来越长，人们容易过度劳作，过劳则伤脾，所以要注意生活调养，以保护正气。晚上，应当避免熬夜，因为夜间工作与白天相比更加伤神劳血。

夜间工作过晚会使胃肠的神经内分泌失调，产生一系列的胃脘不适、消化不良、嗳气等症状。所以，应顺应睡眠、清醒的自然规律，使人体通过合理的睡眠在体能上得到补充，有利于对胃肠免疫和动力等功能的恢复。这对于痰湿体质的人来说是非常必要的。

另外，天气晴好时，痰湿体质的人应该多进行户外活动，享受日光浴，以舒展我们的阳气，通达我们的气机。多洗热水澡，程度以全身皮肤微微发红、通身汗出为宜；穿衣尽量保持宽松，面料以棉、麻、丝等透气散湿的天然纤维为主，这样有利于汗液蒸发，祛除体内的湿气。

### 4. 运动调理

痰湿体质的人要根据自己的具体情况循序渐进，坚持运动锻炼，如散步、慢跑、乒乓球、羽毛球、网球、游泳、武术，以及适合自己的各种舞蹈。气功方面，以站桩功、保健功、长寿功为宜，加强运气功法。

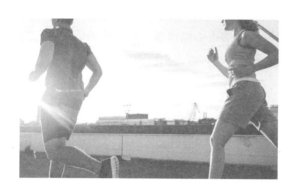

迅速减肥，无异于把肉从身上撕下来，既有害又无必要。最佳的减肥法是体育锻炼和饮食节制相结合，因为它们比运用一种方法更能快捷有效地减肥。不论是散步、做操，还是打球、练拳，都要持续一段时间，最好是每次 30 分钟左右。当然，最初的持续时间可短些，每次 5～10 分钟，以减少运动损伤的发生和缓解锻炼初期机体的酸痛反应。因为痰湿体质的人耐热能力差，还要注意环境的选择，所以尽量避免在炎热和潮湿的环境中锻炼。

运动时间应当在下午 2:00～4:00 阳气最旺盛的时候，运动环境温暖宜人，不要在寒冷的环境中锻炼。对于体重超重，陆地运动能力极差的人，应当选择游泳进行锻炼。

### 5. 保健按摩调理

（1）穴位按摩消痰湿

痰湿体质需要化痰祛湿，而具有化痰祛湿作用的穴位中最常用的是丰隆、中脘、足三里、阴陵泉。

丰隆穴在伸趾长肌外侧和腓骨短肌之间，因此处肌肉丰满而隆起，所以叫丰隆。丰隆穴主要是化痰湿，和胃气。它在外踝上8寸，胫骨前缘外侧1.5寸，胫腓骨之间。这个穴位可以这样找：从腿的外侧找到膝眼和外踝这两个点，连成一条线，然后取这条线的中点，接下来找到腿上的胫骨，胫骨前缘外侧1.5寸，大约是两指的宽度。可以用拇指或中指端按揉。一般每天2次，每次3分钟。只要是痰湿体质的人都可以选用这个穴位。

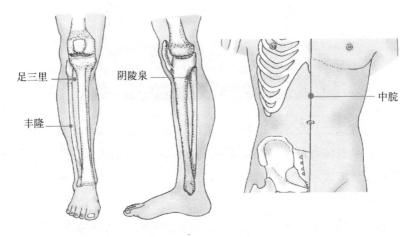

中脘穴可以和胃健脾，促进脾胃的运化。中脘在上腹部，前正中线上，当脐中上4寸。取穴的时候，可采用仰卧的姿势，胸骨下端和肚脐连接线中点即为此穴。我们可以用揉中脘法：用指端或掌根在穴上揉2～5分钟。或者用摩中脘法：用掌心或四指按摩中脘5～10分钟。中脘穴位的按摩特别适用于痰湿体质偏于痰湿困脾的人。

同样，足三里也是一个调理脾胃，促进脾胃运化的穴位，而且还是一个减肥的穴位。痰湿体质的人也可以选用足三里。

痰湿体质的人，还可以选择阴陵泉这个穴位。阴陵泉是脾经的合穴，从脚趾出发的脾经经气在这儿往里深入，可以健脾除湿。它在膝盖下方，沿着小腿内侧骨往上捋，向内转弯时的凹陷，就是阴陵泉所在。每天要用手指按揉这里，时间不拘，但要保证每天10分钟以上。

（2）减肥操

①腹式呼吸练习1～2分钟。取立位姿势，足开立，吸气时两臂上举外展，呼气时还原，同时缓慢用力收缩腹肌。

②原地踏步练习3～5分钟，尽力高抬腿，逐渐加快频率。

③放松练习1～2分钟，放松肩部，两手叉腰。

④蹲起练习2～3分钟，足开立，下蹲时膝关节屈曲角度不低于60°。

⑤仰卧起坐练习2～3分钟。取仰卧姿势，两腿分开与肩同宽，脚掌着床，练习时双臂伸直上举至头两侧，然后靠惯性尽力起坐。完成起坐有困难者，可在床的足端系一条绳子，两手握绳起坐。

⑥燕式平衡练习2～3分钟。取俯卧姿势，吸气时尽量抬头挺胸，同时双臂后伸，呼气时放松还原。

⑦直腿抬高练习2～3分钟。取仰卧姿势，吸气时双腿尽力抬高至45°，呼气时放松还原。

⑧动力呼吸练习1～2分钟。取仰卧姿势，吸气时双手上举外展，呼气时两手放在身侧。

# 湿热体质

## 湿热体质定义及表现特征

　　湿热体质是以湿热内蕴为主要特征的体质状态，主要由后天禀赋，或久居湿地、膳食肥甘，或长期饮酒或热内蕴引起。湿热质的人体型是偏胖或苍瘦。平时经常面部油光，容易生痤疮、粉刺，男性会有阴囊潮湿，女性会有白带量多、色黄、质稠等表现；有的湿热体质的人眼睛会发红、有血丝，平时身体沉重困倦，易口干口苦，大便时而干燥、时而黏滞不爽，小便短赤，舌红，苔黄腻，脉通常为滑数脉。湿热体质的人很容易长疮、长疖，患湿疹、口腔溃疡、胆囊炎等，对湿度大的环境或高温天气，尤其对夏末秋初湿热交蒸气的候较难适应。

## 湿热体质的调理方法

### 1. 情志调理

　　湿热体质的人性格多急躁易怒，所以首先要学会转移情绪，在烦恼和苦闷的时候应该迅速把注意力转移到别的方面去，缓解急躁情绪最重要的方法就是要培养广泛的兴趣爱好。人与人之间总免不了有这样或那样的矛盾，朋友之间也难免有争吵、有纠葛。只要不是大是大非的问题，应该与人为善，宽大为怀。绝不能有理不让人，无理争三分；更不要为一些鸡毛蒜皮的小事争得脸红脖子粗，甚至拳脚相加，伤了和气。应该有那种"何事纷争一角墙，让他几尺也无妨。万里长城今犹在，不见当年秦始皇"的博大胸怀。兴趣是保护良好心理状态的重要条件，人的兴趣越广泛，适应能力就越强，心理压力就越小。比如看书、写字、创作、绘画、弹琴、舞剑、养鸟、钓鱼、种花等。

### 2. 饮食调理

（1）饮食宜忌

湿热体质是以湿热内蕴为主要特征的体质状态，饮食应以清淡为主，可多食赤小豆、绿豆、芹菜、黄瓜、藕等甘寒、甘平的食物。还适宜吃些清利湿热的食品，如薏苡仁、莲子、茯苓、蚕豆、鲤鱼、冬瓜、丝瓜、葫芦、苦瓜、马齿苋、白菜、卷心菜、空心菜等。

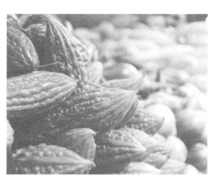

苦瓜

应尽量避免吃一些辛辣燥烈、大热大补的食物，如辣椒、生姜、大葱、大蒜等；对于狗肉、牛肉、羊肉、酒等温热食品和饮品，以及火锅、烹炸、烧烤等辛温助热食物，应该少食和少饮；湿热体质的人不宜吃饴糖、石榴、大枣、柚子，且最忌暴饮暴食或进食速度过快；应限制食盐的摄入，否则会加重湿热。

（2）绿豆藕

绿豆藕比较适合湿热体质的人，做法为粗壮肥藕1节，去皮，冲洗干净备用；绿豆50克，用清水浸泡后取出，装入藕孔内，放入锅中，加清水炖至熟透，调以食盐进食，可清热解毒，明目止渴。

（3）玉米赤豆粥

湿热体质偏于湿热下注的人可以选用玉米赤豆粥。用料为玉米

100克，赤豆50克，金橘饼50克，冰糖适量。做法：把赤豆、玉米去杂质，淘洗干净；金橘饼切成碎粒备用。然后在锅内添适量清水，倒入赤豆、玉米，旺火烧沸后用勺搅动几下，转用小火熬30分钟，待赤豆和米粒呈开花状，加入金橘饼、冰糖熬成粥即可。

### 3. 季节调理

应该避免居住在低洼潮湿的地方，宜居住于环境干燥和通风之处，减少户外活动的时间。保持充足而有规律的睡眠。不要熬夜，不要过于劳累。夏季的时候昼长夜短，我们要顺应季节变化，晚睡早起，适当地接受阳光照射（避开太阳直射，注意防暑），以顺应旺盛的阳气，利于气血的运行，振奋精神。中午小憩也是必要的，有助于解除疲劳，利于健康。还有天热易出汗，衣服要勤洗勤换。在炎炎夏日，不要贪凉而露天睡卧，不要大汗而光膀吹风，心情宜静，所谓"心静自然凉"。

### 4. 运动调理

湿热体质的人群适合做大强度、大运动量的锻炼，比如中长跑、游泳、爬山、各种球类、武术等。可以消耗体内多余的热量，排泄多余的水分，达到清热除湿的目的。湿热体质的人，可将力量训练和中长跑结合进行。力量训练在健身教练的指导下，可采用杠铃阻力负荷方法进行锻炼。气功六字诀中的"呼""嘻"字诀，也有健脾清热利湿的功效。湿热体质的人在运动时应当避开暑热环境。秋高气爽，登高而呼，有助于调理脾胃，清热化湿。

### 5. 按摩及保健调理

湿热体质的人，需要清热利湿。具有清热利湿作用的穴位中，最常用的是肺俞、八髎、中脘、足三里、阴陵泉。

湿热体质偏于湿热内蕴，表现为痤疮、口臭者，可以选用肺俞穴。肺俞位于第3胸椎棘突下旁开1.5寸。取穴时一般采用正坐或俯卧姿势，肺俞穴位于背部，在背部第3胸椎棘突下，左右旁开二指宽处。肺俞这个穴位对于清肺经的湿热疗效显著。操作时，用食、中二指端在穴上按

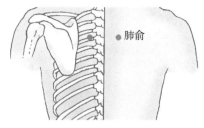

揉15～30次，用两手大拇指指腹自肺俞穴沿肩胛骨后缘向下分推30～50次。

八髎穴在骶椎上，分上髎、次髎、中髎和下髎，左右共八个穴位，分别在八个骶后孔中，合称"八髎"。八髎穴有清热利湿的作用，可每天按摩2次，每次15分钟，对于湿热体质偏于湿热下注的人比较适合。

中脘、足三里可以和胃健脾，促进脾胃运化水湿；阴陵泉是脾经的合穴，也可以健脾除湿。这三个穴位也都比较适合湿热体质的人进行按摩。

### 6. 养成好习惯

养成良好的生活习惯，对疾病的预防和治疗也起着至关重要的作用。湿热体质的人，不要穿化纤的内裤和紧身牛仔裤。因湿热引起瘙痒的，需禁绝热水肥皂烫洗及用刺激性药物涂擦，并注意个人卫生，切忌搔抓皮肤。

饮食上，少食辛辣的食物，可以选择季节性的新鲜蔬菜和水果，不要为满足口腹之欲而忽视了自己的身体健康。应顺应睡眠、清醒的自然规律，使人体通过合理的睡眠在体能上得到补充，有利于对胃肠免疫和动力等功能的恢复，这对于湿热体质的人来说是非常有必要的。

# 血瘀体质

## 血瘀体质的定义及表现特征

　　血瘀体质是指体内有血液运行不畅的潜在倾向或瘀血内阻，并表现出一系列外在征象的体质状态，主要由先天禀赋，或后天损伤，忧郁气滞，久病入络引起的。

　　血瘀体质的人以瘦人居多，最具特征的表现就是在皮肤上。他们面色一定是晦暗、不红润的；皮肤颜色也偏暗的或者有色素沉着，皮肤比较干，不滋润；容易出现瘀斑，有的人脸上会有钞票纹；口唇是黯淡的，或者颜色发紫；眼眶黯黑，鼻部颜色也偏黯滞。女同志最常见的表现就是痛经，甚至会出现闭经；来月经的时候颜色是紫黑色，或者夹有血块；或月经点点滴滴，淋漓不尽，或崩漏。血瘀质的舌质颜色黯有瘀点，或者片状瘀斑，舌下静脉曲张、增粗、颜色紫暗。脉表现为细涩、不滑利。血瘀体质的人性格一般多内向、压抑，急躁易怒，健忘。

## 血瘀体质的调理方法

### 1. 情志调理

　　血瘀体质的人一般偏内向，总是高兴不起来、快乐不起来；容易很烦躁、急躁，很容易忘事。所以，在精神养生方面就应该围绕这种性格特点进行调整。根据《素问·阴阳应象大论》"喜胜忧"

的情志相制原则，在精神调摄方面要特别注意让自己快乐起来，开心起来。让自己开心的方式还有很多，如可以罗列让自己感激的人或事，多感受人性中光明的一面；尝试做些新鲜事来丰富生活，适当发展自己的兴趣爱好；多和亲友谈心；适当放弃不太重要的事情，减少不必要的人际交往；每天至少微笑三次。

**2. 饮食调理**

（1）饮食宜忌

血瘀体质的人，具有血行不畅或瘀血内阻的体质状态，饮食上宜多吃一些行气活血的食物，所以应该多食山楂、醋、玫瑰花、金橘、番木瓜等具有活血、散结、行气、疏肝解郁作用的食物，少食肥肉等滋腻之品。也可选用一些活血养血的中药，如少量的三七或藏红花来煲汤饮用。对于无饮酒禁忌的人可以适当地饮酒，比如黄酒、白酒、葡萄酒，对促进血液循环有一定的益处，也可以用鲜山楂500克，加桃仁50克，蜂蜜100克制成山楂桃仁丸进行活血化瘀。

（2）行气化瘀茶——玫瑰花茶

玫瑰花理气解郁、活血散瘀的作用非常好，可以泡玫瑰花茶饮用，用玫瑰花10克，沸水浸泡后，代茶饮。泡玫瑰花的时候，可以根据个人的口味，调入冰糖或蜂蜜，以减少玫瑰花的涩味，加强功效。需要提醒的是，玫瑰花最好不要与茶叶泡在一起喝，因为茶叶中有大量鞣酸，会影响玫瑰花的功效。

（3）活血双璧——黑豆川芎粥

黑豆川芎粥比较适合血瘀体质的人。做法为：用川芎10克纱布包裹，和黑豆25克，粳米50克一起水煎煮熟，加适量红糖，分次温服。可活血祛瘀，行气止痛。血瘀体质偏于气滞血瘀者最为适合。

（4）活血化瘀汤——当归田七乌鸡汤

当归田七乌鸡汤是专门调理和改善血与体质的。煲汤时需准备：乌鸡1只，当归15克，田七5克，生姜1块。将原材料准备好加入适量盐放置于砂锅中，大火隔水蒸上3个小时，鸡肉烂熟后就可食用。

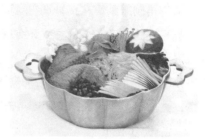

### 3. 季节调理

春捂秋冻，季节养生。春季是气候多变的季节，尤其是初春，气候变化更大，不仅风大，而且常常有寒流侵袭，气温急降，就是我们老百姓说的"倒春寒"。由于春季气候变化多，忽冷忽热，风大，春雨少，再加肝旺于春，恼怒等情志易刺激伤肝，一些冠心病人的病情易恶化。对于血瘀体质的人来说，既怕风又怕冷，这个时候就更应该注意了。春季养生重在静心养神，养肝健脾以调神，学会情绪调节，力戒暴怒，更忌情怀忧郁，要做到心胸开阔，乐观愉快。

冬季气候寒冷，寒气凝滞收引，很易导致人体气机、血运不畅，而使许多旧病复发或加重。特别是那些严重威胁生命的疾病，如中风、脑出血、心肌梗死等，不仅发病率明显增高，而且死亡率亦急剧上升，所以血瘀体质的人冬季养生就显得异常重要。冬季作息时间应"早睡晚起"，因为早睡可以保养人体阳气，保持温热的身体，而迟起可养人体阴气。

### 4. 运动调理

血瘀体质的人，经络气血运行不畅，而运动则是血瘀体质最简便、最廉价的调体方法，通过运动可以使全身经络、气血通畅，五脏六腑调和。坚持经常性锻炼，如易筋经、保健功、导引、太极拳、太极剑、五禽戏及各种舞蹈、步行健身法、徒手健身操等，以达到改善体质的目的。

血瘀体质的人心血管功能较弱，不宜做大强度、大负荷的体育锻炼，而应该采用中小负荷、多次数的锻炼。步行健身法能够促进全身气血运行，振奋阳气。血瘀体质的人在运动时要特别注意自己的感觉，如有下列情况之一，应当停止运动，到医院进一步检查：如胸闷或绞痛、呼吸困难、恶心、眩晕、头痛、四肢剧痛，及足关节、膝关节、髋关节的疼痛，两腿无力、行走困难，脉搏显著加快。

血瘀体质的人，只有经常做小强度、舒缓的运动，才能有效地改善体质，保障健康，达到长寿的目的。

### 5. 保健按摩调理

血瘀体质的人，最需要做的就是活血化瘀。而在具有活血化瘀作用的穴位中，最常用的穴位是神阙、太冲、三阴交、委中、曲池。

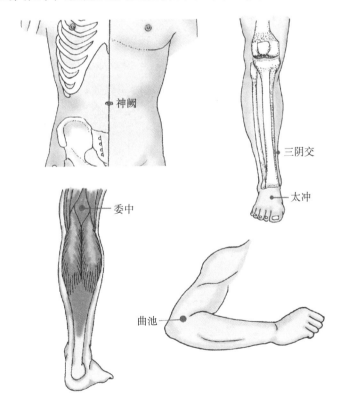

有关研究表明，神阙穴是先天真息的唯一潜藏部位，人们通过锻炼，可启动人体胎息，恢复先天真息功能。

神阙穴可以用揉转法：每晚睡前空腹，将双手搓热，双手左下右上叠放于肚脐，顺时针揉转，每次 10 分钟。还可以用聚气法：端坐，放松，微闭眼，用右手对着神阙空转，意念将宇宙中的真气能量向脐中聚集，以感觉温热为度。

太冲穴，在第 1、2 跖骨结合部之前凹陷处，又称"消气穴"。人在生气后按此穴，有消气作用，可缓解因生气引起的一些疾病。对于血瘀体质偏于气滞血瘀的人就可以选择用这个穴位进行按摩。每天按摩 2 次，每次按摩 15 分钟。

三阴交位于内踝尖上 3 寸，胫骨后缘，为肝经、脾经、肾经交会之处，有健脾益血的作用。可每天按摩 2 次，每次 10 分钟。

曲池穴取法：屈肘成直角，于肘弯横纹尽头与肱骨外上髁连线的中点处取穴。此穴具有消肿止痛，调和气血，疏经通络的作用。可每天按摩两次，每次 10 分钟。

# 气郁体质

 **气郁体质的定义及表现特征**

气郁体质是由于长期情志不畅、气机郁滞而形成的以性格内向不稳定、忧郁脆弱、敏感多疑为主要表现的体质状态。主要由先天遗传，或因精神刺激、暴受惊恐，所欲不遂、忧郁思虑等引起。

气郁质的人内向不稳定，情绪多变，而且忧郁脆弱，做事犹豫不决，敏感多疑，对精神刺激适应能力较差。气郁体质的人总是一副忧郁的面貌，神情总是烦闷的、不快乐的，惆怅的；平时心情不好，情绪低落的时候会有胸闷、不舒服的感觉；经常叹气，叹气后会觉得特别舒服；有的人咽喉会有异物感；还有的人主要表现在乳房胀痛、胸胁部胀满或走窜疼痛，睡眠较差，食欲减退。

气郁体质并不等于抑郁症，二者有区别和界定。我们只能说气郁体质是抑郁症的温床。抑郁症是精神层面的，是一种心理疾病。但是我们讲的气郁体质更多的是一种气血的状态，是身体层面上的。

 **气郁体质的调理方法**

### 1. 情志调理

在情志调摄上，应该培养乐观情绪，做到精神愉悦，气血就会和畅，血脉就会流通，这非常有助于改善气郁体质状况。在精神调摄方面，气郁体质和血瘀体质是有相似之处的，应遵循《素问·阴阳应象大论》"喜胜忧"的情志相制原则进行养生。

能否摆脱"郁闷",关键在于自己是否真正想让生活有意思起来。一个生活充实的人,能够找到自己的位置,使自己充实起来。因此,"郁闷"主义者,应当重新审视自己,摆正个人与社会的关系,以积极的态度去面对生活,如此就会发现,生活原本就是丰富多彩的,而非想象中的"郁闷"。社会是一块调色板,每个人都可以从中找到适合自己的颜色,从而实现自我。

**2. 饮食调养**

（1）饮食宜忌

气郁体质的人是一种气机郁滞的体质状态。所以在饮食上宜多吃一些具有疏肝行气作用的食物。应该多吃一些如黄花菜、海带、山楂、玫瑰花等具有行气、解郁、消食、醒神作用的食物。还可以多吃蔬菜和营养丰富的鱼、瘦肉、乳类、豆制品,以及薤白、莴苣、佛手、橙子、柑橘、大麦、茴香菜、高粱皮等。柑橘理气解郁的作用很明显,也可以适当多吃。对于无饮酒禁忌的人可以少量饮酒,以促进气血液运行畅通。忌食辛辣、咖啡、浓茶等刺激品,少食肥甘厚味的食物。

（2）美食调理——橘皮粥

橘皮粥理气解郁,可适当食用。做法:橘皮50克,研细末以备用;再用粳米100克,淘洗干净,放入锅内,加清水,煮至粥将成时,加入橘皮,再煮10分钟就可以了。本品理气运脾,用于脘腹胀满、不思饮食的人,对气郁体质偏于气机郁滞在中焦的、引起肝胃不和的人最适用。

（3）疏肝理气茶——柠檬茶

气郁体质的人可以经常泡柠檬茶喝,它具有很好的疏肝理气解郁的作用。宋美龄平日就是经常喝点柠檬茶,以此来缓解生活和工作中的巨大压力，并进行养生的。

### 3. 运动调理

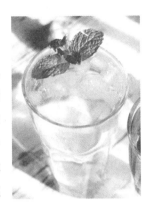

气郁体质是由于长期情志不畅、气机郁滞而形成的，运动可以疏通经络、调畅气机，所以通过运动就能达到很好的养生效果。气郁体质的人，应该尽量增加户外活动，可坚持较大量的运动锻炼。气郁体质的人锻炼方法主要有大强度、大负荷练习法和体娱游戏法。

大强度、大负荷的练习是一种很好的发泄式锻炼，如跑步、登山、游泳、打球、武术等，有鼓动气血，抒发肝气，促进食欲，改善睡眠的作用。有意识地学习某一项技术性体育项目，定时进行练习，从提高技术水平上体会体育锻炼的乐趣，是最好的方法。

体娱游戏则有促进人际交流、分散注意力、提起兴趣、理顺气机的作用，如下棋、打牌、气功、瑜伽、打坐放松训练等，既要兴奋同时也要入静。抑郁的人还常伴有焦虑状态，太极拳、武术、五禽戏、摩面、叩齿、甩手等，可以调息养神。

### 4. 保健按摩调理

气郁体质的人也可以通过穴位按摩来调体。可选择按摩的穴位有：任脉上的膻中、中脘、神阙、气海；心包经上的内关、间使；肝经上的曲泉、期门；胆经上的日月、阳陵泉；膀胱经上的肺俞、肝俞，还有肾经上的涌泉穴等。

经常按摩气海穴，有舒畅气机的作用，而且气海穴是生发阳气的，阳气充足、充润上升，有滋养清窍的功效。所以，气海穴特别适合气郁体质偏于气机郁滞在上焦的人使用。

气郁体质偏于气机郁滞在中焦的，可以选阳陵泉这个穴位。腓

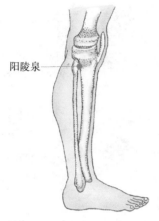

阳陵泉

骨小头前下方凹陷处就是阳陵泉。阳陵泉是胆经上的一个穴位，有疏肝利胆的作用。对于气机不畅的胸胁胀痛最适宜。我们可以每天按摩、拨动阳陵泉3次，每次15分钟，或用艾条灸10～20分钟。若同时配合敲胆经，点揉肝经的太冲、曲泉穴，则疏肝理气的效果更好。

气郁体质的人情怀不畅，闷闷不乐，气郁日久必然会阻滞血液的运行。反过来，血瘀也会加重气机郁滞的情况，二者是相互作用的。那么，按摩涌泉穴，可以让大脑的左右半球交替产生兴奋和抑制，使神经内分泌系统得到有效的调节，并促进心血管系统的功能，改善血液循环，增强人的体力和精力，使气机郁滞的状况得到有效缓解。

涌泉穴在肾经上，位于身体最下部，乃是肾经的首穴，所以气郁体质偏于气机郁滞在下焦的人，可以经常按摩这个穴位。

# 特禀体质

## 特禀体质的定义及表现特征

特禀体质主要表现为一种特异性体质，多指由于先天性和遗传因素造成的一种体质缺陷，包括先天性、遗传性的生理缺陷，先天性、遗传性疾病，过敏反应，原发性免疫缺陷等。其中对过敏体质概念的表述是：在禀赋遗传的基础上形成的一种特异体质，在外界因子的作用下，生理功能和自我调适力低下，反应性增强，其敏感倾向表现为对不同过敏原的亲和性和反应性，呈现个体体质的差异性和家族聚集的倾向性。

特禀体质，我们就可以理解为是来源于父母的一种特殊的体质类型，其中包含两个意思：先天的、特殊的体质。孩子出生之前，在母体内会遗传父母双方的一些特征，同时受到其他一些因

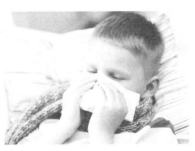

素的影响。我们的这个特禀体质就是指禀赋比较特殊，较一般人差一点的体质，它包括三种：第一种是过敏体质，有过敏性鼻炎、过敏性哮喘、过敏性紫癜、湿疹、荨麻疹等过敏性疾病的人大多都属于这一类。第二种是遗传病体质，就是有家族遗传病史或者是先天性疾病的，这一类大多很难治愈。第三种是胎传体质，就是母亲在妊娠期间所受的不良影响传给胎儿所造成的一种体质。

**特禀体质的调理方法**

### 1. 情志调理

特禀体质的人，在精神方面的养生也尤为重要。由于身体出现了缺陷、有畸形或残疾，就很容易出现悲观、消极、孤僻、胆怯的性格，不愿与人交往，甚至有的人从此意志消沉，丧失生活信心，在生活上不能自理，在人格上不能独立。因此在情志调摄上，应该培养乐观情绪，做到精神愉悦，不要自己看不起自己，努力培养一种坚强的意志，使自己能够独立自主，自力更生。调整好自己的情绪和心态对于有缺陷的人来说是很重要的，要把注意力从消极的方面转到积极有意义的方面来，常常告诫自己生活中仍有很多美好，学会欣赏事物，与人为善。

### 2. 饮食调理

（1）药膳改善体质——固表粥

特禀体质，特别是过敏体质的人，最好的药膳莫过于固表粥。可以用乌梅15克，黄芪20克，当归12克，放入砂锅中加水煎开，再用小火慢煎成浓汁，取出药汁后，再加水煎开后取汁，用汁煮粳米100克成粥，加冰糖趁热食用，可养血消风，扶正固表。对于过敏体质，有过敏性鼻炎、过敏性哮喘、荨麻疹等过敏表现的人都可以适当地选用。

（2）调理过敏性鼻炎——葱白红枣鸡肉粥

还有就是葱白红枣鸡肉粥，用粳米100克，红枣10枚（去核），连骨鸡肉100克分别洗净；姜切片；香菜、葱切末。锅内加水适量，放入鸡肉、姜片大火煮开。然后放入粳米、红枣熬45分钟左右。这个药膳对于过敏体质，有过敏性鼻炎，比如表现出鼻塞、喷嚏、流清涕的人特别适用。

### 3. 季节调理

过敏体质的人存在一些先天的禀赋不足，体质总是处于一种低弱的状态，对外界环境的适应能力比较差，当然包括对社会的、自然的适应性。春季和秋季就是过敏体质的人最难度过的季节，也是病情容易加重的季节。

在春天，皮肤对紫外线等外界各种损伤因素的防护能力是一年当中最弱的，因此，春天防晒很关键。而且，春季皮肤易过敏的人，除了要远离花粉和粉尘等过敏原外，在饮食上要防"病从口入"。在饮食上要少吃花生、瓜子等坚果类零食和辛辣食物，以免燥热上火；应多吃一些汤、粥和一些具有养阴、滋阴的食物，如大枣、枸杞等。除此之外，对于过敏性鼻炎的人来说，起床前先在被窝里多加件衣物，起床前或起床后喝杯热开水，如能戴口罩预防冷空气直接进入鼻腔，更能预防鼻过敏、鼻塞发作。

众所周知，秋季的气候特点是不冷不热，天高云淡，但空气干燥，风力较大。而从物候角度说，秋季又是植物成熟的季节，也是许多草本植物花粉的传粉时节。干燥的空气，较大的风力，以及大量的植物花粉，使得包括过敏性鼻炎在内的一些过敏病症产生，具备了起码的条件。因此，秋季也要注意防护，适当增减衣服，并注意戴口罩以避开过敏原。

### 4. 运动调理

对于过敏体质的人来说，通过运动锻炼，增强体质，也不失为一种疗养的好方法。特禀体质的形成与先天禀赋有关，可练"六字诀"中的"吹"字功，以调养先天，培补肾精肾气。同时，可根据各种特禀体质的不同特征选择有针对性的运动锻炼项目，逐渐改善体质。但过敏体质者要避免春天或季节交替时长时间在野外锻炼，防止过敏性疾病的发作。我们知道运动容易诱发哮喘，为此，有的患者平时就连基本的运动都不肯进行。但其实适当的运动，对哮喘患者的肺部是一个很好的锻炼，尤其是游泳。游泳不但不会引发哮喘，而且还能锻炼患者的肺部功能。

特禀体质者在正式运动之前，当完成一般性轻度有氧运动及伸展肌肉等热身后，可加上"原地快跑30秒、休息60秒、重复2～3组"的额外热身，再正式开始运动。研究发现，以上的热身方法能够使身体释放出一些激素，可舒张支气管，使身体对哮喘产生较长时间的免疫作用。在完成运动之后，用大约10分钟时间做调整运动，使身体温度缓慢下降，减少因空气温度的转变而刺激气管，引发哮喘。

**5. 保健按摩调理**

过敏体质的人，还可以用穴位按摩来对自己进行理疗。对于过敏性鼻炎的人来说，可以揉迎香、鼻通、印堂穴，捏鼻、擦鼻翼各1～2分钟，每日早、晚各1次。迎香，位于鼻之两旁、鼻唇沟中，是治鼻塞、不闻香臭之要穴。鼻通，位于鼻的两侧、鼻唇沟上端尽头。印堂，位于两眉头连线中点。揉鼻通和印堂穴可散鼻的局部郁热以通鼻窍。另外，捏鼻、擦鼻翼也可促进鼻部血液流通，改变局部血液循环，从而达到通鼻窍的效果。

鼻保健操也可以用于儿童，而且效果很好。这个时候我们可以按揉睛明、太阳穴各1分钟。睛明在目内眦角稍上方凹陷处，太阳穴就是在前额两侧的颞部。

对于患小儿荨麻疹的，我们可以用后面这一套按摩方法，即用拇指和食、中二指对称地捏拿位于小儿膝上内侧肌肉丰厚处的百虫窝穴。百虫窝穴在大腿前方，左、右各5次。用拇指按揉足三里穴，左、右各操作50～100次。患儿俯卧，家长以单掌横擦膈俞穴处的肌肉。膈俞在背部，第7胸椎棘突下旁开1.5寸的地方。然后，以拇指及食、中二指捏挤这个地方，反复操作5～10次，便会收到较好的疗效。

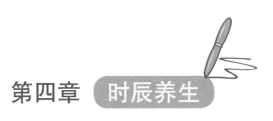

# 第四章 时辰养生

　　一年四季的气候有规律地不停变化者，人体内的气血也按照一定的节奏在各经脉间起伏流注。为此，养生要顺应身体节律和它自身的循环运转，即养生要注重"因天之序"，注重日出而作，日落而息。循序而动，才能获得良好的养生效果。

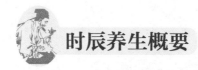

# 时辰养生概要

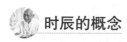

## 时辰的概念

时辰是古代计时单位，古代人把一天划分为十二个时辰，每个时辰相当于现在的两小时，现代 24 小时制与古代时辰的对应关系见表 4-1。

表 4-1　24 小时与十二时辰对应表

| 23 时至 1 时 | 1 时至 3 时 | 3 时至 5 时 | 5 时至 7 时 | 7 时至 9 时 | 9 时至 11 时 |
| --- | --- | --- | --- | --- | --- |
| 子时 | 丑时 | 寅时 | 卯时 | 辰时 | 巳时 |
| 11 时至 13 时 | 13 时至 15 时 | 15 时至 17 时 | 17 时至 19 时 | 19 时至 21 时 | 21 时至 23 时 |
| 午时 | 未时 | 申时 | 酉时 | 戌时 | 亥时 |

## 时辰与健康状态相关

每个时辰与人体健康状态是密切相关的，中医认为人与天地相应，人体功能活动、病理变化受自然界气候变化、时日等影响而呈现一定的规律，根据这种规律，选择适当时间治疗疾病，可以获得较佳疗效。中医里面的"子午流注"，"子"和"午"分别是十二地支中的第一数和第七数。之所以要取这两个数字，是因为古人认为"子时刻，乃一阳之生；至午时一刻，乃一阴之生"，所以"子午"便成为一日"阴阳"的分界线。在一日十二时辰之中人体气血首尾相衔地循环流注，在不同的时辰，健康状态依据阴阳的运动而有动态的变化。而人处在已病状态时，疾病的变化与时辰密切相关，《黄帝内经》就有记载，很多疾病，在一天内的表现多是早晨症状轻，白天病情平稳，傍晚症状加重，夜里最为严重。所以遵循一日自然变化的规律，是促进健康的重要方式。

 ## 时辰与脏腑经络

　　古代的养生家都强调人体应与一天中阴阳的转换相呼应。《黄帝内经》就有记载，人体的阳气，早晨得以生长，到了中午的时候阳气最盛，日落的时候阳气渐弱，深夜时分阳气需要内藏。这种变化与四时的"春生、夏长、秋收、冬藏"规律相一致。古人将一天分为十二个时辰，与之对应的，人体有十二条经络，我们称之为"十二正经"，每条正经各有所主的脏腑。"十二正经"是人体的主干线。气血按十二个时辰的阴阳消长有规律地流注于十二经脉之中，同时人体各脏腑的功能也会随时间的推移而发生相应的变化。所以在不同时辰，不同的脏腑经络给人体"值班"，为整体健康状态发挥重要作用。具体的时辰与脏腑经络对应关系见表 4-2。

表 4-2　十二时辰与十二正经对应表

| 足少阳胆经 | 足厥阴肝经 | 手太阴肺经 | 手阳明大肠经 | 足阳明胃经 | 足太阴脾经 |
|---|---|---|---|---|---|
| 子时 | 丑时 | 寅时 | 卯时 | 辰时 | 巳时 |
| 手少阴心经 | 手太阳小肠经 | 足太阳膀胱经 | 足少阴肾经 | 手厥阴心包经 | 手少阳三焦经 |
| 午时 | 未时 | 申时 | 酉时 | 戌时 | 亥时 |

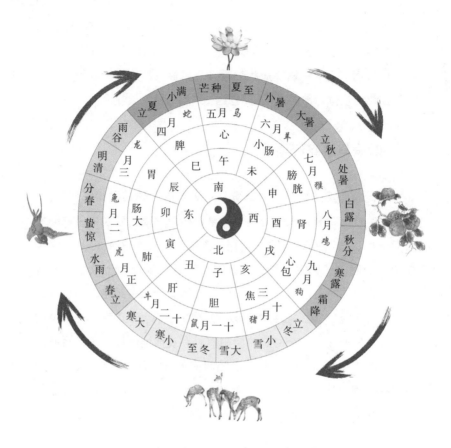

# 时辰养生要点

既然知道了时辰与人体健康、脏腑经络有着密切的关系，我们如何运用好它们之间的关系来维持我们的健康状态呢？下面我们根据不同时辰，给大家提供一些养生要点，虽然我们强调每个人都有自己个性化的健康状态调养方案，然而我们给出的养生要点具有普适性，对大部分人都适用。

 **子时养生要点**

### 1. 子时睡觉最养阳

子时是夜里 11 点到凌晨 1 点，这个时间段对应十二正经中的足少阳胆经。这句话的意思是子时为阴气最重的时刻，这之后阴气渐衰，这也意味着阳气渐长。阴主静，阳主动，与之相适应，人体此刻最需安静，此时最宜安然入睡。

中医养生尤其讲究睡"子时觉"，因为子时气血流注于胆经，阳气开始生发，睡眠就是养护初生之阳气最好的办法。阳气为生命之本，如果这个时候还在熬夜，就会使得刚刚生发起来的阳气消耗掉，这对人体是极为不利的。阳气强盛则长寿，阳气衰败则会死亡。

由于阳气刚升起时是最微弱的，所以此刻最需要保护，而睡眠就是养阳最好的办法。尽量做到每天 10:30 左右准备进入睡眠状态，避免一些不必要的令人兴奋的事情，例如：看电视、玩游戏、吃夜宵等。在子时，是一天当中阴气最重之时。阴主静，人体顺应阴阳消长的规律就应当静卧以养阴。现代人由于生活习惯的改变，熬夜成了家常便饭，久而久之就会对胆腑造成伤害。胆腑阳气升不起来，各种疾病也就接踵而至了。为了健康着想，此刻还是好好休息。健康，往往就是从生活中的点滴做起的。

## 2. 子时睡觉最养胆

子时睡觉养生发之机，从脏腑的角度来讲就是养人的胆气。若胆气没有生发起来，就会影响到其他脏腑的功能，胆经与食物的消化、睡眠的质量、少白头、胆囊疾病等密切相关。生机养不住，整个人就会昏昏欲睡。因此，从养生的角度来讲，睡好子时觉是非常重要的。

有些人消化不好，其实与胆汁的生产与排泄密切相关。胆汁在肝内生成之后，再在肝的帮助下，流入胆囊。胆囊的作用主要是浓缩、储存和排泄胆汁。打个比方来说，如果将肝脏比喻成胆汁的"生产工厂"，胆囊则是存放胆汁的"仓库"。正常情况下，胆囊除了存储胆汁，还会对胆汁进行"精加工"。当人体处于饥饿状态时，"仓库"的大门就会紧闭。而人在进食3～5分钟之后，胆囊就会开门放行，将存储的胆汁排入十二指肠，以帮助消化和吸收。只有胆气足，胆汁分泌旺盛，脾胃升降协调，消化能力才强。

如果总爱熬夜加班，胆汁就不能及时代谢，随即变浓、结晶，久而久之，易出现结石类的病症。最严重的是，胆气的生发也会受到影响，从而造成胆气虚，决断能力会大打折扣，第二天起床后总会感到头脑昏昏沉沉的，工作效率自然就大大降低了，真是得不偿失。因此，哪怕工作再忙，也一定要保证充足的睡眠。如果手头的确有忙不完的工作怎么办？可以早早睡下，次日早些起床。起床之后继续做未完的工作，然后去上班，这样胆腑就得到了充分休息。

少年两鬓为什么常冒出白发呢？两鬓白，说明是胆经出了问题。因为胆经是从人的外眼角开始，沿着人的头部两侧，顺着人体的侧面走下来的。这个地方瘀堵，气血过不来，白发自然就生出来了，偏头疼也是同样的道理。所以要想治疗少白头或偏头疼，就得从根源入手，调理胆经的气血。

### 3. 调养小妙招

调养胆经，最关键的部位在大腿上，两侧臀部到膝关节处，大腿外侧正中间的那条线。手握空拳，用掌面一侧从臀部往下顺着气血的流向，由上往下缓慢拍打，直到膝关节处。拍打的力度要适中，觉得舒服即可，拍打 5 分钟，使得大腿外侧微微发热为最佳，这样就可以有效地清除瘀滞，疏通经络，刺激胆汁分泌。

身体内有一个很好的"灭火器"，就是风市穴。这个穴位非常好找，站起身来，双臂自然下垂，中指指尖与大腿相交处即是此穴，这个穴位有促进胆经气血循环的效果。每天睡前揉按风市穴3～5分钟，胆经气血循环畅通，胆气下降，人体阴阳得到平衡，可以很好地解决睡眠差的问题。

列缺穴治疗偏头痛的效果是不错的。双手虎口交叉相握，食指按在大拇指侧手臂上的位置就是此穴。这个地方按上去像是有道小

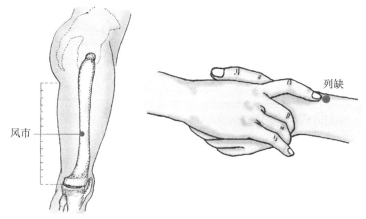

风市

列缺

缝，为阴阳的交界处，对头、颈部疾病有很好的治疗效果。

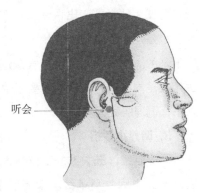

听会穴是耳垂边、贴着面颊的地方，张嘴时，会有一个小窝的地方。常按听会穴，就可以耳聪目明，"听会"就是将听的能力会集起来的意思。老人之所以听力下降，是因为气血虚，而刺激听会穴则可以将气血引过来。人吃饱了就有力气干活，耳朵也是如此。有了充足的气血供应，自然就能听见了。

人们现在频繁地趴在电脑前，肩膀、脖子酸痛，可以在颈项根部与肩头连接线的正中央找到肩井穴，肩井有个简便的取穴方法，那就是夹紧腋下，手自然搭于对侧肩上，此时中指所指的位置即是，稍稍揉上几分钟肩膀就很舒服。

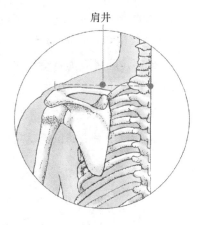

另外，如果女性月经不调、肝胆瘀滞可以拨动阳陵泉；头痛目眩可按脑空穴，坐麻了点一下中渎；迎风流泪就找瞳子髎等。

 ## 丑时养生要点

### 1. 丑时应当深睡眠

丑时是凌晨1～3点，经气血流注肝经，肝脏与该时辰相应。

肝主藏血，《黄帝内经》记载人体在躺卧时血液较多地流向肝脏。人体在此刻应进入深度睡眠状态，有利于肝血的代谢。如果此刻没有好好休息，肝血便不能及时回流，就会导致代谢失常，肝血不能"推陈出新"，肝的功能就会受到影响，从而引发一系列的肝病。

肝血需要在丑时推陈出新，将废旧的血液淘汰，并产生新鲜的血液，因此这个时候也是肝脏进行修复的重要时刻。想要养好肝脏，首先就要调整好自己的作息时间，做到按时休息。现代人夜生活十分丰富，深夜一两点钟都不睡，最易受伤的就是肝胆。人体需要休息，更需要规律地休息，同样五脏六腑作为身体的一部分，也是需要休整的，子时养胆，丑时养肝。该休息时不休息，人就会生病，脏腑同样也是如此。如果长时间熬夜，肝胆功能就会失常。

生活中经常见到一些人连夜奋战，整宿不睡觉，这是违反人体生理规律的。如果肝脏的血液得不到代谢，存储能量的"仓库"空了，体力就无法恢复，这时总会感到特别累。新鲜的血液无法生成，原来进入血液中的毒素也就无法顺利排出，如果长期积聚在人体内，就会产生病灶。人体每天会产生许多毒物、废物，这些都是体内的垃圾，如何将这些毒素排出呢？这时，肝脏就会挺身而出了。它可以分解有毒物质，然后将其转化为无害的物质分泌到胆汁或血液中，之后再将其排出体外。

### 2. 丑时养肝气血畅

肝脏还具有调节气机、情志的作用。中医认为七情乃人之常情，经脉通利，人的精神意识才能正常。肝脏受伤，就不能正常工作，导致脾的功能也会受到抑制，这样就会导致气血生化无源。气血不足，心失所养，神失所藏。很多人在生活中常常会说："郁闷啊！"这其实就是情志不调达的表现，此刻需要肝脏的调节，若是肝脏没有得到很好的休息，在深夜的时候不停地运作，耗血伤阴，气血不畅，会进一步加重郁闷的状况。气血调达，这种不良情况就会轻松化解。

《黄帝内经》指出，肝有了血就能看见东西，想要养眼，先要养肝。因为肝和眼睛的关系十分密切。按照中医的理论，肝的经脉上连于目系，眼睛的视力正常与否，皆有赖于肝的疏泄及肝血的滋养。也就是说，肝血提供的血液可以滋养眼睛，只有肝脏功能正常，看东西才能清晰明亮。一个人的眼睛如果顾盼有神，表明肝血充足；而肝血亏损，眼睛得不到足够的供养，就会出现"目涩不灵"的现象。

### 3. 调养小妙招

养护肝脏有些简便的方法，那就是拍打健肝法，人身体直立，双手握空拳，深吸气后憋住，感到小腹和肋部有一定硬度后，用空拳拍打两边肋区及腹部，力度不可过大，以身体感到舒适为宜，每次拍打的时间 5 分钟左右，每天 2 次，长期坚持对养护肝脏很有好处。因为拍打的部位正好是肝区的位置，而拍打可以激发肝脏气血的流通，从而起到养肝的效果。此过程中出现排气、打嗝等症状，说明气顺了，属正常现象。拍打的时间，建议可以选择在 19 点到21 点拍打。

饮食方面可以适当多吃一些绿色的食物，中医认为"青入肝"，绿色食物有很好的养肝效果，例如韭菜，其药用功效历来备受医家的推崇。《本草拾遗》认为韭菜可温中下气，补虚、调和脏腑。李时珍认为其"叶热根温，功用相同，生则辛而散血，熟则甘而补中，乃肝之菜也"，是说韭菜是补肝的最佳菜蔬。春寒料峭，韭菜不仅能壮阳补虚，还能驱阴散寒，增强人体的脾胃之气。

肝经非常重要，其中"重中之重"就在于太冲、行间和章门三个穴位。行间穴是肝经上的第二个穴位，在脚背侧，足大趾和第2

趾的趾缝处靠大趾一方。太冲在行间后面一点，第一趾骨与第2趾
骨间隙后方的凹陷里，这两个穴位在用热水泡脚时刺激效果最好。
章门位于腹部的两侧，教大家个最简单的寻找方法，两胳膊紧贴两
侧裤缝自然下垂，然后抬手屈肘，肘尖下即是章门穴。章同"障"，
有屏障之意；门即门户，简单理解，章门就是内脏的门户，可见其
重要性非同一般。

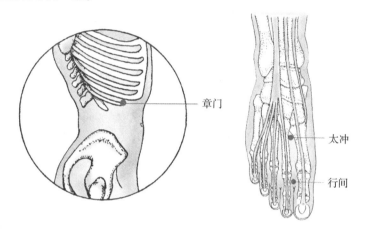

章门

太冲

行间

 **寅时养生要点**

**1. 寅时全身气血分**

寅时是凌晨的3点至5点，此时肺经当令。肺为"相傅之官"，
朝百脉。寅时全身气血都流注肺经，身体的这位"相傅"此刻就担
负起"均衡天下""调兵遣将"的责任，对全身的气血重新进行分
配，此刻肺是最忌打扰的。如果有器官在此刻特别活跃的话，肺就
不得不多分配给它一些气血，这样就极易导致气血分布不均。有些
老年人在寅时总会醒来，这很可能是体内气血太虚，肺在分配气血
时有些力不从心所致。这时不要忙着起床，可在床上稍作翻滚，使

肺得以布散气血。还有些人，睡不着后就起床锻炼，这很容易使阳气过早消耗，不利于身体的健康。

古人认为，寅时是阴阳开始平衡之时。与之相适应，人体各部分器官由静转动，肺将丑时储存在肝经的气血重新分配到全身。为了配合肺的工作，此时人体应在深度睡眠中。如果你此刻还不睡，肺助心行血的功能就会受到影响，长此以往就会产生肺病。有的人往往此刻醒来，或是剧烈咳嗽，这是肺经向你提出了警告，需要好好调理才可以。

**2. 寅时养肺气血旺**

肺气充盈的人气色会特别好，精力也特别旺盛，皮肤也会光洁有致。现代很多女性为了追求美，选择各种美容方式，但是随着年龄的增加，再美的容颜，也难以抵挡岁月的侵蚀。其实，真正的美丽是从内心散发出来的，容貌仅仅外表而已。明代医家龚廷贤说过："善养生者，养内；不善养生者，养外。"想使自己容颜不老、青春常驻的话，应先从内部调理开始。关于容颜的美丽，中医有独到的观点。中医认为，颜面与人体脏腑气血的旺盛有着密切的关系。

肺掌管人的"面子工程"，皮肤好的人保养皮肤的具体方法可能千差万别，但有一点却是一样的，那就是保持良好的睡眠，不熬夜。肺主一身之气体现在两个方面，分别是"宣发"和"肃降"。我们平常吃下的食物要经过肠胃消化，转化成水谷精微等物质，这些物质需要在肺气的推动下输布全身，以供养脏腑及全身的皮毛。肺的宣肃功能正常，脏腑及皮毛就能得到充分的滋养，就会健康，人的气色就会特别好。如果肺失宣肃，皮毛得不到滋养就会枯槁憔悴，人就会面色无华、灰白或灰暗等。经常熬夜的人脸上还会出现暗疮、粉刺或黑斑，就是因为肺的功能受到影响，皮肤得不到充分的营养供应就会"饥饿"，就会慢慢衰老、退化，出现皱纹。

### 3. 调养小妙招

叩齿法是中医养生法之一，药王孙思邈对此方就倍加推崇，并主张"清晨叩齿三百下"。清朝的乾隆皇帝奉此法为至宝，从而成为清朝寿命最长的帝王。叩齿通俗点说就是"空口咬牙"。练此功法时需宁心静气，摒弃一切杂念，全身放松。然后口唇微闭，上下牙齿之间有节奏地互相叩击，力度可根据牙齿的健康程度量力而行。每日"叩齿三十六"次为佳。此法可使牙齿一生坚固，不生牙病。在叩齿之后，可配合用舌在口中搅动以刺激津液的分泌，再分成三次徐徐下咽即可。

揉按太渊理气补气和调心率，太渊穴在手腕的掌面一侧靠大拇指一方，桡动脉搏动处即是。这个穴位的位置比较深，要把食指的指甲剪平，用指尖去点揉它，每只手点揉两三分钟即可。有些人老爱咳嗽；有的人喘气很费劲，好像到了氧气稀薄的高原一样，感觉吸入的氧气不够用；有些人走几步路，爬会儿山，甚至稍微一动就满头大汗；还有的人觉得憋气、烦闷、胸部胀满，都可以用这个穴位来补气理气。

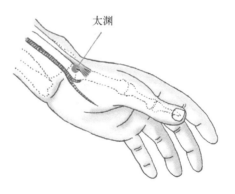

太渊

另外，平常生活中可以多吃一些能润肺的白色食物，这样对养护肺脏是很有好处的。例如百合、梨、萝卜、银耳、山药都是很好的养肺佳品。挑选猪瘦肉半斤左右，再加入莲子和百合各 30 克和适量水炖熟，可有滋阴润肺、生津止渴的功效。可以治疗秋冬时节的燥咳，还可以作为体质虚弱者的滋补之品。

## 卯时养生要点

### 1. 卯时排便人健康

卯时是5点至7点，从历法上来讲为二月，此时阳气从大地冒出，万物破土而生，一片欣欣向荣的景象，因此又被称为"天门开"。卯时气血流注于手阳明大肠经，大肠经气血最为旺盛。为了配合大肠经的工作，此时我们该去"方便"了。每天起床后喝杯温开水，有冲洗肠胃、清理体内毒素、促进排便的效果。

现代人由于不当的生活方式，积聚在体内的毒素很多，而每天通过大便排出的毒素就达50%。大肠真可谓体内的"排毒英雄"，默默无闻地工作，为人体营造一个清洁的环境。但现在越来越多的人却受到便秘的困扰。大便排不出，就好像垃圾桶内的垃圾久久不倒掉一般，慢慢地就会蚊蝇满天飞。毒素在人体内会产生许多有害物质，轻的变成痘痘、黑斑在脸上冒出来，重者使人出现水肿、肥胖等症状，严重影响形象。大多数患者面对便秘是，可能会选择服用泻药以助排便，但这纯粹是饮鸩止渴。泻药可能会让你一时"很痛快"，但长期服用会使大肠产生依赖性，从而懒得工作，这样大肠的功能就会进一步萎缩。而且长期服用泻药还易伤人元气，实在是害人不浅。

汉代王充也强调"若欲长生，肠中常清；若欲不死，肠中无滓"。道家养生观中也有种"倒仓法"，讲究每日多排大便以求长寿。古代养生家对排便的重视由此可见一斑。排便虽是生活细节，养生的功效却不可小觑。就看你是否愿意做个有心人了。

### 2. 卯时养肠三不要

一不要饮酒。早晨喝完酒会醉一天。对于现代人来说，如果你是一个上班族，喝卯时酒会影响你一天的工作效率。一日之"饥"

在于晨，空腹饮酒会导致神志恍惚、损害肝脏功能、引发意外事故，甚至危及生命。人体产生的有毒物质是依靠肝脏来清除的。肝脏的工作效率，晚上较高，清晨较低。若早点时饮酒，肝脏无力及时解毒，导致血液中酒精浓度提高，必然对身体损害较大。

二不要剧烈运动。许多人对于健康往往存在一种误区，就是"只有运动才算锻炼"。其实"静"也可以养生，看一下自然界中的"长寿之星"龟与蛇，它们很少运动，但其寿命却远远超过那些运动量较大的动物，如虎、豹、狮等。这是因为静养能降低阳气及阴精的消耗，能保护身体的阳气不外泄，从而达到长寿的目的。对于那些习惯于早起却又不宜进行户外运动的老年人来讲，起床后不妨在室内练一下静坐养生法。

三不要同房。俗语说"黎明同房，瘫倒一床"，卯时天门开，此时人体阴阳平衡，若行房事，便会使阴阳失衡。何时行房事才不会影响到健康呢？一般是在夜晚入睡前，同房后便可安然入睡，这样可以使体力得到充分的恢复。对于房事，我们应该持一种辩证的态度，既不可过于抑制，也不可过于放纵。

**3. 调养小妙招**

卯时常拍大肠经，大肠经很好找，坐在椅子上，右臂弯曲伸向左侧，把左手放在左侧大腿上，然后用右手从左手腕开始往上去拍打，经肘部，直到肩膀，拍到的就是大肠经；站着也可以，右臂自然下垂，用同样的方法，左手空握拳去拍打右臂。拍打时手法不要太重，一只手拍3～5分钟即可，然后换手，用右拳拍打左臂，一定要把整条经都拍到了。

现代医学研究认为黑木耳还有较强的吸附作用，对于无意食下的谷壳、沙子、金属屑等有溶解与氧化的作用。所以，如果平常生活中多吃一些黑木耳，可吸附大肠中的毒素，从而帮助大肠排毒。

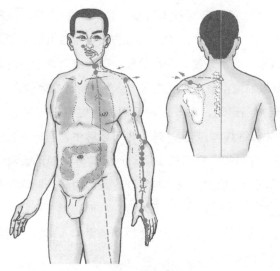

**大肠经循行图**

民间有个偏方，就是将 30 克黑木耳洗净泡发后与 10 颗大枣一起煮汤，也可加入红糖调味。黑木耳可助肠排毒，大枣可补气血，每天清晨喝一杯，不仅可防止便秘，还可补肾强精，让你的气色更加红润。

 **辰时养生要点**

### 1. 辰时早餐不可少

辰时就是 7 点到 9 点，这个时候是胃经在"值班"。经过一夜的消耗，它早就饿坏了，这个时候就该及时给它补充营养。此时吃早餐，就像春雨滋润万物一样补充人体的需要。如果不吃早餐，到了胃经值班时便会无事可做，就会过多地分泌胃酸，长此以往，胃病就会找上门来了。再者，没有食物，脾胃气血生化乏源，对各脏腑也会造成不利的影响。因此，按时吃早餐对于保持身体健康是很重要的。

中国人的脾胃有自己的喜好，所以吃早餐时，一定要投其所好。胃喜欢温热的食物，于是粥品便成了最佳选择。清晨来碗稀粥，再加上一盘青菜，一个水果，尽管简单，营养却尽在其中了！辰时一定要吃早餐，但更关键的是吃什么、怎么吃。吃得好对身体有益，吃得不好却会导致疾病缠身。因为按照中医五行学说，脾胃属土，土可化生万物。脾胃好，脏腑便可得到滋养，身体就会硬朗；脾胃不好，小病小灾的也就不离身了。所以，一定得好好呵护自己的胃。

在日常生活中，有很多人本来胃口挺好，吃得挺多，为了减肥等原因开始不吃早餐，结果没想到，后来不仅吃得少了，而且即使是不吃饭也感觉不到饥饿，这时已经严重损伤了胃气。长期不吃早餐，胃经气血就会衰弱，进一步损伤胃气不能为全身其他各脏腑的生理活动提供所需要的足够能量，从而出现面色苍白、头晕乏力、失眠健忘等气血不足的症状。

### 2. 辰时健胃少患病

中国有句俗话，叫"人是铁，饭是钢，一顿不吃饿得慌"。民间也一直秉承着"民以食为天"的观点，可见，在中国人的观念中，吃饭是人生的头等大事。人吃的食物会到哪里呢？胃。只有经过胃的消化和吸收，才能转化为气血，从而为身体提供能量。如果胃不能正常工作，就相当于把"电源"切断了，故中医里有"有胃气则生，无胃气则死"的说法。

中医对于一个人身体健康状态的辨识，很重要的一点就是这个人有没有胃口，比如，一个人生了病，只要还能进食，一般都无大碍，只要病人饮食正常，那这个人就有救。脾胃将食物生化成气血之后，还要输布到全身，这就相当于生产出产品后，一定要卖出去，才能实现它的价值一样。那么气血是如何输送出去的呢？这就需要经络。中医认为，足阳明胃经多气多血，是我们获得后天营养的主干道。所以，保持胃经通畅对人体而言是十分重要的。

**3. 调养小妙招**

早晨醒来后，平躺在床上或是站立，两手掌搓热，左手叉腰，拇指在前，四指在后，右手掌心由心口窝处向左下方沿顺时针方向开始揉擦肚脐上方和心窝下方之间的上腹部，回到原处为一次，共揉擦30次。然后右手叉腰，左手掌心自肚脐处向右下方沿逆时针方向开始揉擦肚脐下方和耻骨上缘之间的下腹部，回到原处为一次，揉擦30次。

足三里穴可以增进食欲，促进人体的生长。药王孙思邈也认为，"若要安，三里常不干"，经常按摩足三里穴，有益寿延年的效果。只要护好我们的脾胃，脏腑便可得到充分的能源供养，自然就会身强体壮。足三里为胃经的合穴，有统治一切脾胃消化系统疾病的功效。中医有"肚腹三里留"之说，也就是说一切消化系统疾病它都能治。

山药粳米粥具有很好的养胃作用，取鲜山药200克，洗净切片，与粳米100克同煮粥，做早、晚餐食用。山药是药食两用的滋补佳品，此粥还可补肺、脾、肾三脏，老年人平素胃功能差者，可以常吃。

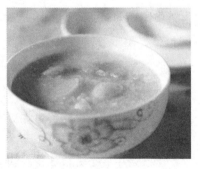

 **巳时养生要点**

**1. 巳时运动有益功**

巳时是9点到11点，这时轮到脾经值班了。辰时应该吃早饭，而食物在经过胃的消化之后，还要运输到全身各处，以供养身体，这时脾就担负起"运输大队长"的工作了。中医认为，脾胃不分家，脾与胃，一阴一阳，互为表里。《黄帝内经》将脾胃的功能比作仓库，即可以摄入食物，并输出精微等物质以供养全身。脾胃因此又有"后天之本"之称。"内伤脾胃，则百病丛生"，所以想要健康，首先要做的就是养好脾胃。

想要养脾，锻炼是必不可少的，通过锻炼肌肉，便可达到强壮脾胃的效果。锻炼时间不宜过早，也不宜过晚，只有上午9点到11点之间脾经当令时进行锻炼，效果才是最好的。

脾主肌肉，这与它的运化功能也是分不开的。人体需要的物质在脾的运化作用下被输送到全身各处，并化生成气血以滋养肌肉，为身体的活动提供充分的能量。脾的功能正常，则肌肉发达丰满，壮实有力。如果运化无力，带不走水谷精微，就会造成脾虚或脾湿太重，甚至慢慢感到连吃饭都不香了。人上了年纪后之所以会出现肌肉松弛、四肢无力、食欲下降等症状，就是因为脾脏衰弱、运化无力的缘故。

**2. 巳时健脾防痰湿**

脾主运化包括两方面：一是运化水谷精微，二是运化水湿。如果这个过程出现问题，身体就会出现一系列的病理反应。比如水谷运化不了，人就会腹泻；水湿运化不了，就会化湿生痰。痰又分为有形之痰和无形之痰。前者就是咳出来的痰，生活中有些人痰特别多，总感觉吐不尽，这是因为他们的脾出了问题，要健脾祛湿。无形之痰就是残留在脏腑经络中的垃圾，稠浊的称为痰，清稀的称为饮，所以常以"痰饮"并称。与有形之痰相比，无形之痰更可怕，淤积在哪里，哪里就会产生病变。

大家可能都有这样的经历，就是小时候经常流口水。现在仍有许多父母为小宝宝戴上特制的小围巾，以免口水弄脏了衣服。小儿流口水是种正常现象，随着年龄的增长，这种状况多会得到改善，所以父母大可不必担心。但是，如果成年人也流口水，这就很令人烦恼了。有些人在第二天醒来后经常发现枕头上被口水弄湿了一大片，还有些体弱的老年人，睡醒后或是说话时也经常会有口水流出，这很可能是脾发出"求救信号"。

中医学认为，肥胖与脾脏有关。如果脾处于虚弱状态时，运化水液的能力就会下降。人体经络中的体液流动不畅，心包便容易产生积液，使得心脏的能力不足。心主血脉，心脏相当于一个泵，当泵的动力不足时，气血便会虚弱，体内的废物便不能及时排出。水湿等废物停留在皮下脂肪等处，人体就会臃肿肥胖。所以，想要减肥，关键在于健脾利湿，只有这样才能彻底清除身上的赘肉。

### 3. 调养小妙招

隐白穴是足太阴脾经的起始穴，在两脚的大脚趾内侧甲角处，每次每侧的穴位点按60下，能有效调动整条脾经的功能，对治疗食欲不佳、呕吐、腹胀、腹泻、月经不调、带下、流鼻血等症状有效。

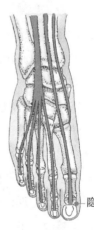

隐白

红豆薏米粥是很好的健脾良方，如属少食而肥者，可选用红豆、薏米各半煮粥喝。如多食而瘦者，则可选用补脾祛湿的山药200克、薏米100克煮粥喝。

"脚趾抓地"运动可以起到健脾养胃的效果。可别小看我们的脚趾，它们可是许多经络的必经之地。脾经走脚的大趾，胃经过脚的第2趾和第3趾。胃与脾相表里，它们就像一对"铁哥们"，一损俱损，一荣俱荣。脾胃健壮的人站立时脚趾抓地也很牢固。而我们通过对脚趾的锻炼这个动作时，先小腿用力，然后慢慢把力量传到 10 个脚趾，让脚趾向脚心靠拢，像要抠住地面一样。坚持 5 秒钟然后放松，重复此动作 60～90 次。这样便可对脚上的经络形成松紧交替的刺激，从而使气血通畅。

##  午时养生要点

### 1. 午时饭前宜小憩

午时是 11 点到 13 点，这时是心经所主。在古代的计时方法当中，我们最熟悉的莫过于子时和午时，如古代的练子午功、睡子午觉，但因为子时正当半夜，我们一般都处于梦乡之中，所以相对来说，我们对"如日中天"的午时会更为熟悉。午时，就是太阳升到天空正中的时候，可以说是一天当中最重要的一个时辰，因为这时段我们要进行两项最重要的生命活动，那就是吃午饭和睡午觉。饮食以养形，睡眠以养神，形神皆安，则体康身健，百病不侵。

我们大部分人都是午饭后才睡午觉，其实最好的睡午觉时机是在吃午饭之前。也就是说，我最好是睡完午觉后再去吃饭。具体时间以 12 点半左右最佳。从睡眠和饮食的关系来讲，吃完饭后立刻睡觉也是不科学的。不论是白天还是晚上，吃完饭就睡都会严重影响我们的消化系统，有可能造成消化管道的"交通堵塞"——食物还没到胃里就躺下了，它就堵在半道上，很多脾胃病、肥胖病症就会出现，有时甚至可能出现食物倒流现象。相反，如果睡完午觉后再吃，吃完后稍微休息一下开始进行工作学习等活动，这些健康隐患就能避免了。

子午觉虽然都是睡觉，但"子觉"和"午觉"却大不相同，子时应该大睡，进入我们通常所说的"深度睡眠"，而午时只需小憩即可。千万别小看午时的小憩，其作用可一点也不小，它同子时的大睡一样重要。午饭和午睡也是在为我们下午的工作和学习储备能量，养精蓄锐。因此，如何才能更好地把这两件事情都做好，是关乎我们生老病死、生存发展的大事。午休和午睡有两个最重要的作用，一是给心脏减压让忙碌了一个上午的心脏有喘口气的机会；二是促进心肾相交，滋阴护阳，调养气血，振奋精神。

### 2. 午时养心神明清

心藏神，主神志活动，我们工作学习时都要用心用脑，要费神，而睡觉以及静坐等方式本身就最有利于养心养神，午时又是心经主时，是最好的养心养神时机，能起到一般时间睡觉所起不到的作用。中午睡一个觉把心神养好了，下午自然就不会那么困了。睡午觉是一种非常好的养神方法，但还有一种同样好的安心定神的方法，那就是调理心经。

中医强调用饮食和锻炼来养形，通过睡眠和静坐来养心调神，这就是中医的养生智慧。只要我们形体强健、心神恬淡，任何疾病都没有机会对我们下手。一年大四季，一天小四季，不论是大四季还是小四季，中医都强调"夏季"要养心，相对应的，在一天之中的夏季当然就是午时了。心乃脏之君，神是人之本，而神又由心主导，所以养心即是养神，养神亦为养心。

《黄帝内经》在谈到养生的总则时强调养心养神的重要性，中医养生主张神形兼顾，重在养神。这其实就是精神的力量帮助身体战胜了疾病。养神不难，重在心宽。生活其实本没有烦恼，烦恼都是人自找的。放下一分烦恼，心灵便轻松两分，心底无私则天地皆宽，学会放下，明白舍得，才会有所得。

### 3. 调养小妙招

心肾相交护命养生法。心经上有一个"泉眼"叫极泉穴，它在左右两个腋窝的中心点，也是腋窝的最高处，用大拇指的指尖伸到腋窝揉"天泉"，动作和缓而微微用力，每次3分钟即可。下面的一个"泉眼"就是涌泉穴，生命之泉从此喷涌而出，它是肾经的起始穴，此穴在前脚掌心，五个脚趾同时用力往下扣，前脚掌心小窝处即是，这个穴位不要按，也不用揉，而是要用手掌搓。然后用左手掌搓右脚掌，右手掌搓左脚掌，每只脚搓5分钟。

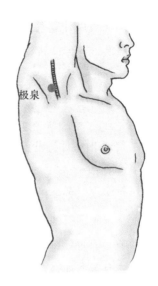

极泉

　　揉耳朵，一手捂住耳朵，两侧同时进行，掌心对着耳朵孔，掌根朝眼睛的方向，其他四指向后贴着后脑，每侧轻轻揉动50下。揉完之后，再用手掌稍微用力地捂住耳朵，再松开，就像从耳朵内往外拔东西一样，反复3次。掌心有心包经的劳宫穴，而肾开窍于耳，所以将揉极泉穴和揉耳朵的方法结合起来可以起到心肾相交的作用。

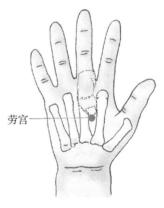

劳宫

　　黄豆苦瓜排骨汤，半斤猪排骨，1斤鲜苦瓜，加2两黄豆和三四片生姜，把它们一起放进汤煲，加水1400毫升，大火烧开之后，用小火慢炖1小时，炖到剩下汤800毫升时加点儿盐调味即可。苦瓜是清热解毒之佳品，其性味苦、寒，入心经。在夏天经常吃一些苦瓜，就能清心凉血，调控心火。猪肉微寒，具有良好的平补作用，可以补益气血，适合任何体质的人；放三四片生姜则可以稍微缓解一下苦瓜的寒性及猪肉的油腻，以免降火太过。

 **未时养生要点**

### 1. 未时机体补营养

未时是 13 点到 15 点，由小肠经"当班"主时，而小肠是管消化吸收、泌别清浊的。虽然我们午饭在午时就吃了，但消化吸收却是在未时进行的，午饭吃得怎么样，会对身体健康产生非常深远的影响。因为只有小肠得到充足的营养补充，小肠经的气血才会充足，才有能力加强全身的气血供应，强化与心经的沟通联系，促进新陈代谢和身心健康。

未时不是"未事"，小肠不是小事，身心健康无小事，未时是一个"承前启后"的时段，经过一上午的劳累，身心已经比较疲惫，而有了午饭和午休的"充电补氧"又将迎来半天后新的身心旺盛状态。很多人可能都有这种体会，午餐要是随便打发的话，下午就会饿得很快，然后就无法集中精力了，工作和学习的效率随之就大打折扣，其实这是气血不足的一种表现，因为中午该补充气血的时候我们没有好好补。还有一个原因，小肠经与心经相表里，小肠经气血不足了，就会直接影响到心经和心脏。而心藏神，主神志、思维活动，心经和心脏的气血一旦不足了，心主神志的功能就会不正常，人就不能集中精力地工作和学习了。

饿得快、影响下午的工作和学习是小事，长此以往，气血不足必将造成体质虚弱，各种各样的毛病就会随之而来，头晕眼花、四肢无力、手脚冰凉、失眠多梦。另外，午饭营养不够，小肠经气血不足，它的下一班主时的膀胱经也会受到连累。比较全面、均衡，

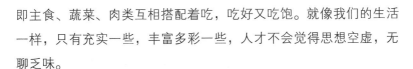

即主食、蔬菜、肉类互相搭配着吃，吃好又吃饱。就像我们的生活一样，只有充实一些，丰富多彩一些，人才不会觉得思想空虚，无聊乏味。

## 2. 未时小肠分清浊

小肠功能老化了，不仅会造成身体气血不足，还会导致另一个同题—排泄障碍。因为小肠的主要作用之一就是泌别清浊，所谓泌别清浊，就是把有用的营养精微物质和没用的残渣糟粕进行整理后分开。然后吸收掉有用的部分，把没用的垃圾转移到大肠，多余的水分转移到膀胱，最后排出体外。

小肠的功能出现问题，不能有效地泌别清浊，分不清垃圾和废水，该吸收的不能很好地吸收，都混在一起往大肠走，就会造成便溏腹泻等麻烦。小肠的这个作用有点像我们做饭时的择菜过程，要先把有用的好菜挑选整理出来，准备烧炒食用，而将没用的废菜叶子丢进垃圾桶倒掉。如果没有认真地进行挑选，好菜和烂叶子分不开，最后只得统统扔掉。老年人稍微吃点儿不合适的东西，或是受点寒，非常容易拉肚子，而年轻人不会，原因就在这里。

有些时候，小便混浊像淘米水一样，这不仅仅是肾脏的问题，小肠的分清别浊功能同样也会出现，未时作为小肠经所主的时辰，应该加强小肠经的保健，有利于分清别浊的功能正常发挥，促进营养的吸收。

## 3. 调养小妙招

每天午饭半小时后，练习给肝减轻负担的强肝养功法，从而帮助小肠更好地消化食物：第一步，自然站立，两脚与肩同宽，全身放松，两眼轻闭，两手掌相互摩擦 2 ~ 3 分钟使手心发热，然后两手同时伸向侧腹部，捂住章门穴，就像平时两手叉腰的动作。接着用手掌揉摩章门穴及其周围手掌大的地方，一上一下为 1 次，两侧各揉 64 次。第二步，两腿膝关节微微弯曲，下蹲约 60°的样子，两手掌合拢于胸前，与两乳头连线中点的膻中穴相平，并将全部注意力集于两手掌心的劳宫穴。5 分钟后，两手手掌分开，身体站直，以两手的掌心对准章门穴，掌心与腹部皮肤距离 10 厘米左右，如此"照耀"章门穴 10 分钟左右。然后收功，甩甩胳膊，随便走走，整个功法即告完成。

把手握成拳，小指头旁边横纹的端头就是后溪穴，沿着桌沿左右滑动手掌或上下做切菜的动作来刺激它，两只手交换着来，也可以两手同时进行，每只手做 50 下，如果有酸痛感则效果会更好，这样能够疏通小肠经、活血止痛，具有提升阳气的作用。

后溪

竹叶青茶具有清心火、利小便的作用。用竹叶 15 克，甘草 10 克，薄荷 3 克，加水 60 毫升左右，烧开后煮 5 分钟，晾至不烫后，加白糖调味就可饮用。每份可以煎 2 次，每天喝 2 次，其中一次要在午后最热的时候喝，这样效果好。竹叶为清热药，入心薄荷也为凉性，有清热解表之功效，为了平抑二者的寒凉之性，加入性平味甘、有补益作用的甘草，这样既能达到清小肠热、利小便的目的，又不至过于寒凉。

## 申时养生要点

### 1. 申时切记多补水

申时是 15 点到 17 点，此段时间人的精力最为旺盛，思维敏捷，四肢灵活，此时是除早晨之外，工作学习效率最高的时间，也是最适合活动锻炼的时刻。可以说，一个人的身体好不好，精气神足不足，这个时间的表现尤为重要。因为申时气血流注膀胱经，而膀胱经是人体阳气最足、行经路线最长、覆盖范围最广的经脉。气血足，阳气旺，上下通达，循行顺畅，人体自然精力旺盛，活跃舒畅。同时，在膀胱经"坐镇"之时，也是利用它强大的气血力量补益强身、治病疗疾的黄金时光。如果这段时间"人困马乏"，筋疲力尽，那就赶快出去活动活动，振奋精神，提升阳气。

　　申时人体还有一个重要的任务，就是新陈代谢。这段时间是身体的一个代谢高峰，因为此时是由膀胱经"当班"，而膀胱是人体日常主要的废物排泄通道。"问渠哪得清如许，为有源头活水来"，要想保持身体健康，就不能让废物在里面蓄积捣乱，而要想让身体里的废物能及时地排出体外，那就要保持"污水管道"的通畅，最简单的办法就是要适当地多喝水。

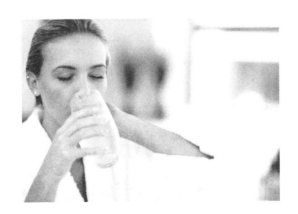

　　多喝水是现在非常流行的一种保健方法，可谓"妇孺皆知"，各种媒体和讲座上经常会有养生专家提出这样的建议：每个人一天至少要喝多少杯或多少毫升的水。为什么要多喝水呢？用现在比较时髦的话说就是可以稀释血液，有利于排毒。申时适当多喝水，就相当于给身体下雨。身体下雨了，膀胱里面就会"涨水"，排尿量增加，这样大水一冲，身体里面的污泥垃圾就被清理干净了。如果能坚持在每天的申时都给自己的身体"下一场雨"，让膀胱"涨水"，肝、肾的工作负担都会轻松许多。

### 2. 申时调护保青春

研究发现，申时人肺部的呼吸活动非常活跃，加上此时人体的阳气仍处于沉降初期，弱而不衰，膀胱经又是人身上最重要的阳经，是阳气的仓库，所以此时形神皆佳、精力充沛，非常适合进行活动，尤其是到户外锻炼身体。更绝妙的是，此时不仅人的身体状态非常好，阴阳相对平衡，气血流畅，不易受伤，外界环境也非常适宜，夕阳斜照、微风拂面、气温适宜，如此良机，"天时地利人和"，显然比早晨更适合到户外活动。不仅如此，事实证明，对于职业运动员来说，此时运动也最容易创造佳绩，因为人体的运动能力在此时达到一天中的最高峰。细心的朋友可能会发现，许多运动员就是在下午的3点到5点这个时间破纪录，其中的道理不言而喻。

每天有锻炼习惯的朋友，尤其是中老年朋友，不妨改改自己的锻炼习惯，变早晨锻炼为下午锻炼，这样对健康更有利。对于没有锻炼习惯的朋友，如果能在每天下午的这个时间稍微活动一下，到屋外面走一走，效果也是非常好的。而那些喜欢每周运动一两次，如参加打球、游泳等活动的朋友，最好安排在这个时段运动，不仅不容易使身体受伤，锻炼的效果也会更好，使机体永葆青春。

中医有句话叫"动汗为贵"，意思是说活动到全身微微出汗是最好的状态。换句话说，运动锻炼的效果以全身微微出汗为最佳，只有出汗了，才真正达到了运动的目的。锻炼的时候，千万不要闷着不出声。日常生活中，"闷"字总与不好的情绪状态连在一起，比如郁闷、生闷气、闷闷不乐。而出声，很可能气就消了，心里就明朗了，问题就解决了。

### 3. 调养小妙招

用自己两手的劳宫穴去"灸"膀胱经上的天柱穴。天柱穴就在后颈部发际正中线上半寸处，旁开各1.3寸。当感到疲乏困倦的时候，就靠在椅子上，先把两手掌互相搓两三分钟，搓热之后，两手五指在脑后交叉，用两掌心分别去捂后颈部的左右两个天柱穴。每次捂两三分钟，重复三次以上就能见效。劳宫"灸"天柱是提神醒脑的好办法。用力不如用意，在捂天柱穴的过程中，

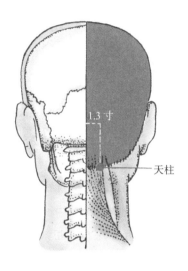

身心要放松，眼睛闭上，心里只想着自己后颈部两侧的天柱穴。通过两个穴位，自己身体的热量进行了沟通，以穴调穴，以经通经，以热导热。

南水北调养生法：主要是甩手锻炼背后的两条膀胱经及肾经。每天下午三四点钟，身体自然站立，两脚分开与肩同宽，全身放松，两手自然下垂，然后以两肩为支点，两手掌为发力点，掌心向后，手腕同时用力往后甩，前虚后实，向前不要超过脚尖太远。每甩一次，两脚掌着地脚趾同时用力在地上"抓"一次，大小腿肌肉用力缩，肛门也随之用力提缩一下。甩手过程中最好采用腹式呼吸，甩手时吸气，放松时呼气，要求呼吸轻、缓、匀、长，腹部的起落要自然、轻柔、随意，不必故意用力。甩手的次数也应量力而行，一般可从100次开始，逐渐递增到全身微微出汗为佳。

**酉时养生要点**

### 1. 酉时藏精不可泻

酉时是 17 点到 19 点，太阳落山鸡回窝。一年大四季，一天小四季，酉时相当于一天中的秋季，秋天是收获、收藏的季节，秋季就是收获、储藏的季节，这里的储藏是指把粮食装进仓库。那人体的"粮食"和"仓库"是什么呢？粮食就是精气血，而仓库就是肾脏。傍晚是气血流注肾经的时段，所以此时是人体储藏精华、调养肾脏的最佳时机。申时膀胱排毒，酉时肾脏藏精，有排有收，有出有进，排收正常，进出有序，则健康常在，生命无忧。

藏精是肾最重要的功能。那"精"是什么？是精华，是人体最重要的物质基础。中医认为，肾所藏之精有先天之精和后天之精。先天之精，来自父母，是与生俱来的；后天之精，来源于水谷精微，由脾胃化生，转输五脏六腑，成为脏腑之精。先天之精有赖于后天之精的滋养。肾所藏之精可化生为肾气，肾气的充盈与否与人体的生、长、壮、老、死的生命过程密切相关。

要将一年辛苦的劳作成果归仓入库。对人体来说，内脏因为空间有限，不可能大批量地收藏，只能去粗取精，取其精华。肾就是帮人体储藏精华的仓库，所以酉时是补肾的好时候，只要补的是精华，基本可以照单全收。这样，肾有了充足的储备，在未来的生活中，我们的身体就会更加平稳和顺畅。不光是补，酉时还是调治与肾相关病症的好时机。此时肾经气血最旺，"好风凭借力，送我上青云"，这时的调理往往能达到事半功倍之效。

### 2. 酉时养肾祛百病

肾为先天之本，是精气血的源头。主生长、发育、生殖，为全身阴阳之根本。此外，肾主水液，主纳气。如果一个人的肾精亏损，会出现腰膝酸软，易生疾病，易衰老。自我应如何判断肾气是否充足充盛，身体是否健康呢？如果平时常出现口干舌燥、失眠盗汗，甚至尿频、腰膝酸软等问题，则可能为肾阴不足、虚火上亢所致；如果感觉性机能不足、力不从心，则可能是肾阳虚亏所致；如果经常觉得手足心热、口干舌燥、腰膝酸软，但又畏寒、喜欢热饮，此多为肾阴阳两虚，有时还会伴有耳鸣或眩晕，尿频、尿不尽，性功能失调，或女性白带多、不孕等症；如果一动就喘，一咳嗽就漏尿，则可能是肾虚所致的肾不纳气；经常失眠多梦、夜间频尿、盗汗、健忘、心悸、怔忡，则可能是心肾不交。

因为肾消耗最大，不论是脑力还是体力活动，人只要一睁开眼思考，就需要消耗元气，消耗肾的能量。而现在的人，尤其是生活在城市里的人们，过度用脑，熬夜加班，生活极其不规律，这些都是最伤肾的。大道至简，其实肾经就是修复、补养和调理肾功能的。只要了解基本的穴位知识，就可以手到病除。现在许多中青年人长白头发，这就是肾气虚衰的表现。然而，染发只是上色而已，而且会损伤头皮。肾为发之根，要想真正消除白头发的困扰，必须从养肾入手。

对于肾虚证的人，最佳的补肾时间就是酉时。因为酉时正值肾经气血最旺、功能最好的时候，也是新陈代谢最旺盛的时候，尤其是因为命门火力不足导致的肾阳虚，最适合在这段时间来强肾壮阳。

**3. 调养小妙招**

按摩肾经的太溪穴，艾灸也可，外加胃经的足三里，每天按两次，其中一次要在发烧之时的傍晚五六点钟，此时气血流注肾经，它本身就在努力增强自己的能量，此时按摩就相当于在后面推它一把，内外结合，补益之效自然更佳。太溪不仅滋阴补肾、退热强身之效奇佳，而且还有调补肾气的作用，可谓滋阴壮阳双向调理，一箭双雕。

　　交信穴是肾经上一个非常重要的穴位，治疗月经淋漓不尽有着神奇的效果。每天点按交信穴2次，每次15分钟，不仅可以调补肾经，祛除月经淋漓不尽的烦恼，而且可以起到补养脾经的作用，逐渐恢复因月经淋漓不尽而丢失的气血。如果在酉时点按交信穴，效果会更好。关元是关藏元气之处，又是三焦之气的发源地，为培肾固本、补益元气之要穴。距离关元穴最近的两个穴位，是肾经的气穴。气穴就是肾气聚藏之室。肾为元气之根，气血之源，气穴自非等闲之辈，在关元的两旁，其作用更不一般，强肾益气的作用可媲美关元穴。

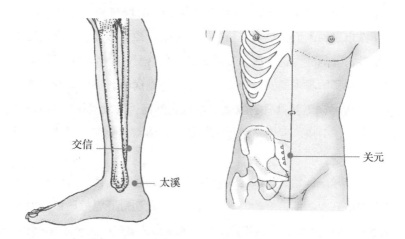

　　饮食上推荐玉浆黄金鸡，用1只2斤左右的乌鸡，黄酒1千克炖汤。每天酉时吃一次，肾阳虚的人连吃一周左右即可见到非常明显的效果。如果加入50克补肾中药肉苁蓉与鸡同炖，则效果更佳。此为滋润平和之品，补阳不燥，滋阴不腻，适用任何体质的人。

**戍时养生要点**

### 1. 戍时护心又强身

戍时是夜里 19 点到 21 点，心包是心脏的保护神，戍时气血流注心包经，所以这时是调养心包、保护心脏的最佳时机。此时养生应该做好三件事：一是敲打心包经，刺激心包经上的穴位，充分利用和发挥心包经的能量来强心疗疾；二是放松身心，愉悦心情，和家人交流沟通，一起娱乐，这是最好、最自然的养心方法；三是静养脾胃之气，为心脏提供充足的气血能源！百病生于气，而心包最容易受气。同样，心包一旦成了"受气包"，各种毛病就会从心包蔓延开。

随时保持心包经的通畅非常重要，因为保护心包经就是保护心脏，心脏健不健康，功能怎么样，全在于把心包经照顾得好不好。心主要有两大功能，即中医讲的主血脉和主神志。简单理解，主血脉就是负责血液及其运行的管道，如血液是否干净，血管是否通畅，血液能否在全身正常地运行，这都是它管的事。现在患心脏病、心脑血管病的人非常多，什么"三高症"、动脉硬化、冠心病、心绞痛、心肌梗死、脑血栓，这些病的病根都在心脏上，都是因为心主血脉的功能发生异常，不能正常地净化和推动血液，导致血液不干净，血管被堵，从而就会出现这些病。患上这些病的人，一定是没有把自己的心包经照顾好，心包经出了问题，进而影响了心的功能。

经常揉心包经，把心包经照顾好了，气血旺盛，循行通畅了，就会增强心包的功能，从而更好地保护心脏。这样，心脏就不会受到打扰，就能将自己工作的重心放在管理血脉和心神上。如果心脏把血脉和心神都管好了，把相关的问题打理清楚了，那些五花八门

143

的心脑血管病和心理疾病就不会出现了。

## 2. 戌时心包诛病邪

心脏是"生命的发动机",一旦发动就永不停息,直到生命结束。可如今,心血管疾病已经成了人类健康最主要的威胁之一。全世界每死亡3个人,其中就有一个是死于心血管疾病。心脏之所以变得如此脆弱,主要是因为心包的功能出了问题,不能更好地保护心脏。心包和心脏的问题都能从心包经上发现端倪,并且找到治疗方案。与心包经直接相关的疾病首先就是心血管疾病和神志、精神方面的疾病。比如冠心病、心绞痛、心肌炎、高血压和失眠、烦躁、癫痫等;其次是呼吸系统和消化系统方面的疾病,比如咳嗽、哮喘、胃痛、打嗝、呕吐等;"经脉所过,主治所及",即心包经可治疗行经线路上的病症,比如胸胁痛、上肢和肩膀内侧痛等。

中医认为,心包替心受邪,人们常说的受气包其实有些像是心包的意思。戌时除了充分利用心包经,最大限度发挥心包经的功能来保护心脏,排除与之相关的身心疾患外,还有两个非常重要的任务:一是要颐养身心,二是这个时间要特别注意呵护脾胃之气。

尤其是现在生活节奏非常快的城市人群,做好这两点非常重要,它能帮你解决因为缺少沟通而造成的家庭关系紧张,调养已经被自己不按时吃饭、胡吃乱喝、暴饮暴食"摧残"和"虐待"得脆弱不堪的脾胃。这样,心情好了,精神头就足;脾胃好了,能吃能喝能吸收,那就真的达到"吃嘛嘛香"的状态了。

## 3. 调养小妙招

按揉膻中穴。膻中穴位于胸部,横平第4肋间隙,前正中线上,两乳头连线中点处。用左手拇指肚,先轻后重,用力以自己感觉舒服为准,按揉此穴3分钟,然后休息10分钟左右,再按揉3分钟。每小时1次,一般按照这个方法按揉2～3次,气就消得差不多了。这个穴位最好的刺激方法就是用左手拇指按揉，因为左心右肺，左手离心脏最近；也可以艾灸，但不要用针刺，此部位距心脏很近，针刺太危险。

　　保护心脏还有一个最全面、最有效的方法，那就是敲心包经。敲心包经的最佳时机是晚上七八点。方法非常简单，即坐在椅子上，左手上肢稍微弯曲，手掌放在大腿上，然后右手手握空拳，从肩膀内侧，腋窝旁边开始，沿着上肢内侧的中线一路往下拍打，一直拍打到手腕的横纹上，然后两手交换，以左手敲右上肢。拍打的力度和速度要适中，不要太重也不要太轻，以上肢感受到明显的刺激但不觉得难受为准。如果拍打过程中某个地方与其他地方感觉不一样，或痛或酸，那就说明这个地方堵住了，"不通则痛"。所以要把这个地方作为重点关注对象，每天多揉多拍，直到一切恢复正常为止。

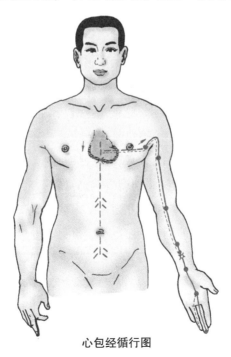

心包经循行图

**亥时养生要点**

### 1. 亥时重在养阴育阳

亥时是夜里 21 点到 23 点，一天中最美好的时候，天地归于安静，人可以酣畅地释放激情，然后进入甜美的梦乡；亥时也是一天中承前启后的关键时刻，阴气极旺将衰，阳气已尽将生，而此时也是人结束一天的生活，开始孕育新的生命周期的时刻。所以，亥时养生最重要的就是两件事：一是男欢女爱，畅享激情，但这并非"常规动作"，偶尔为之即可，以节欲保精，益肾护身；二是进入梦乡，安身定神，养阴育阳，休养生息，此乃每日必行之举，违则伤身损体。

中医讲，动养阳，静养阴。也就是说，养阳气的最好办法是活动，而养阴的最佳途径则是安静地休息。怎样才能做到安静地休息呢？最佳的办法莫过于夜晚的睡眠了。现今社会中的人工作、生活上有那么多的烦心事儿，又受电视、网络等媒体上的五花八门的信息诱惑，要想真正让自己安静下来是很不容易的。这样睡眠就成了最能安静修养的办法，甚至是唯一的途径。因为睡眠是身体的一种本能，身体疲劳了就会犯困，这就是提醒我们该休养生息了，需要养阴了，不能光知道用阳，不知道养阴。

但现在，很多人只知道"用阳"——拼命工作、吃喝玩乐，不知道"养阴"——按时睡觉、调养阴血心神，其结果要么是睡眠不足，要么是阴阳颠倒。睡眠不足多半是因为熬夜玩乐、熬夜加班等原因，占用了睡眠时间；阴阳颠倒则是另一种情况，就是现在的很多"夜猫子"喜欢晚上工作活动，而白天睡觉。这是违背天人合一、天人相应的总原则的，阴阳黑白全颠倒，导致身体的脏腑功能和气血活动都乱了，用现在的话说就是生物钟乱了，偶尔一次不要紧，长期如此就会出问题。

### 2. 亥时通调三焦

从中医角度讲，亥在五行中对应的是"水"，此时手少阳三焦经当令。水养育万物，因此，在五行中"水"代表生命的孕育，加之亥时夜已深沉，天地一片寂静，所以此时是受孕的最佳时机。

三焦有什么作用呢？中医认为，三焦有运行水谷、通行元气、通调水液的作用。也就是说，人体所有的重要工作它都承担了。三焦是人体的"大总管"，三焦经是人体健康的"总指挥"，所以保持三焦经的通畅具有极其重要的战略意义。

百病从气生，《黄帝内经》和《难经》中都说三焦主气，它既是人体元气运行的通道，也是体内废气的出口，三焦经打通了，三焦的功能强大了，元气运行顺畅、废气排泄及时，身体哪还有那么多的毛病呢？不管是什么内分泌失调、消渴症、脾胃病、咳喘症，还是头痛、头晕、失眠、抑郁症，只要把三焦经打通了，很多都会不攻自破，逐渐化解！

### 3. 调养小妙招

"兜肾囊"是强肾的方法之一，意思则是用手包围着睾丸向上托举，整个动作有点像我们平时用两只手从河里或盆里往起捧水的姿势。每天戌亥两个时辰交接之时，以"聚精会神"的状态，两手对搓 3～5 分钟，之后左手四指并拢，兜托住整个阴囊，拇指轻轻按住阴茎，右手掌面横贴在小腹部耻骨上面的阴毛处，然后两手同时用力往上兜托。

中渚穴是治疗偏头疼的常用穴，位于手背部位，小指与无名指指根间下 2 厘米手背凹陷处找到手背上的中渚穴，用另一只手的拇指和食指分别上下用力揉按该穴位。先吸一口气，然后慢慢呼出，按 5～7 秒后松开，在按摩了中渚穴之后，还可以配合按揉相应一侧的太阳穴，适度揉按，以局部酸胀为宜。

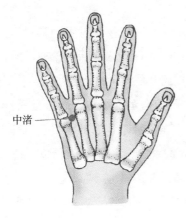

中渚

偏头痛患者同时伴有失眠，做一个香袋帮助睡眠很有益。配方如下：薰衣草10克，藁本3克，白芷3克，石菖蒲6克，川芎3克。将药弄碎，然后用纱布裹好再缝进棉布袋里。这些药气味芬芳，具有安神镇痛的作用，把它放在枕头边，闻着淡淡的香气能帮助你尽快入睡，对改善头痛也有裨益。

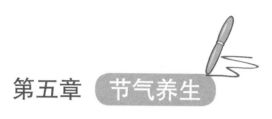

# 第五章　节气养生

　　二十四节气起源于中国的黄河流域，早在 2000 多年前的秦汉时期就已经完全确立，是古代劳动人民在长期劳作和生活实践中总结创造出的文化。二十四节气不仅反映了气候、季节的变化，还准确指导着农事活动，影响着人们的衣、食、住、行等社会生活的方方面面。本章节概述部分主要介绍了二十四节气的划分依据、组成、节气养生的定义等内容；各论部分则根据二十四节气各自气候特点详细论述与各节气相适应的养生内容。

# 概　述

　　本节主要介绍了二十四节气的划分依据、组成以及节气养生的定义等内容。

## 二十四节气

　　二十四节气是根据一年中太阳在黄道上的位置，把一年划分为二十四个相等的时间段，也就是把黄道分成二十四等份，太阳从黄经 0° 起，沿黄经每运行 1° 为一天，每运行 15° 所经历的时日（十五天）就称为一个"节气"，一年十二个月，每月经历两个节气，一年共二十四个节气。

　　古人又把每月的第一个节气（奇数）称为"节气"或"节"，每月的第二个节气(偶数)称为"中气"或"气"，"节"先至而"气"后至，一节一气，交替出现。更进一步，古人把每个节气分成三候，每五天形成一"候"；每六个节气（约九十天）称为一"时"（季节）；每四时（四季，即春、夏、秋、冬）称为一"岁"（年）。所以一年分为四季、二十四节气、七十二候。

　　一年四季中的二十四个节气分别为：

　　春季：立春、雨水、惊蛰、春分、清明、谷雨。

　　夏季：立夏、小满、芒种、夏至、小暑、大暑。

　　秋季：立秋、处暑、白露、秋分、寒露、霜降。

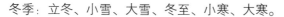

冬季：立冬、小雪、大雪、冬至、小寒、大寒。

在二十四节气之中，立春、春分、立夏、夏至、立秋、秋分、立冬、冬至，是一年中标志着春、夏、秋、冬"四时"变更最重要的八个节气，其中包括"四立"（立春、立夏、立秋、立冬）、"两分"（春分、秋分）、"两至"（夏至、冬至），所以古人称为四时八节。

在二十四节气当中，有的节气是反映温度变化的，如小暑、大暑、处暑、小寒、大寒等；有的节气是反映物候现象的，如惊蛰、清明、小满、芒种等；有的节气又与水有着密切的关系，如雨水、谷雨、白露、寒露、霜降、小雪、大雪等。

二十四节气整体而全面地反映了天地自然、气候、季节与万物之间密不可分的关系，说明了万物与天地合一相应的自然客观事实。它是古人给我们留下的宝贵文化遗产，是人类文明智慧的结晶，千百年来影响并指导着人们生产、生活的方方面面。为了便于记诵，古人更是按节气顺序编撰了朗朗上口的二十四节气歌诀：春雨惊春清谷天，夏满芒夏暑相连，秋处露秋寒霜降，冬雪雪冬小大寒。

## 节气养生

养生，就是指通过各种方法颐养生命、增强体质、预防疾病，从而达到延年益寿的一种医事活动。养生就是保养生命的意思。以传统中医理论为指导，对人体进行科学调养，保持生命健康活力。

节气养生是因时养生的表现形式，不同的节气有着不同的养生要求。节气养生是根据节气的变化和人体气血运行规律，提供在特定时间阶段养生方式的一种养生模式。节气养生充分体现因时制宜的中医养生观，能够很好地指导临床养生实际工作。

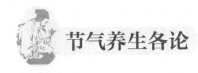

# 节气养生各论

 **立春节气养生**

立春，顾名思义，"立"是开始的意思，从这一天起，春的序幕开始拉开。立春期间，人们可以感觉到白昼长了，气温、日照、降雨量也开始趋于上升。春季养生，要顺应春天阳气生发、万物始生的特点，注意保护阳气。因春属木，与肝相应，所以春季养生主要是护肝。

**1. 立春三候**

立春三候为：初候，东风解冻；二候，蛰虫始振；三候，鱼陟负冰。意思是说：立春节气之后五日，东风送暖，大地开始解冻；再五日，冬眠蛰居的各种虫类开始慢慢苏醒、蠢蠢欲动；又五日，河里的冰开始渐渐融化，鱼也开始向上到接近水面的地方游动，此时水面上还有尚未融化的碎冰片，就好像被鱼背负着一样在水面浮动。

**2. 立春养生**

（1）起居养生

早起早睡养肝气：古人认为，人只有顺应自然界的阴阳变化方能健康，春天阳气开始生发、白日渐长，万物开始复苏，人体的气血在此时也需要舒展畅达。在此时提倡早睡早起，规律起居，即便晚睡，也要在晚上 11 时前上床，以便肝血归经、滋养脏腑。早晨在日出后到户外散散步，让身体精力充沛。

闭目转眼养肝血：肝脏和眼睛是相通的，肝主藏血、开窍于目，所以养肝，首先可以养目，而闭目、转眼，不但能缓解眼部不适，减轻肝血不足给身体带来的伤害。闭目：闭合双眼，用食指轻压眼睑，微微揉搓到眼球有发热、发胀感为宜。转眼：保持头部不动，眼球分别向左右各转动 10 圈，能有效缓解眼疲劳、提高视力。

（2）按摩养生

①敲肝胆经清肝火：到了春天，随着肝阳生发，肝气开始推动气血运行而滋养全身，但如果此时因肝阳生发太过或肝气郁结而生成肝火，则容易损伤肝脏。在立春时节经常敲击肝经、胆经可以助肝疏泄、清肝泻火，是不错的保健方法。

动作要领：双脚与肩同宽，蹲马步，双手握空拳，从膝关节内

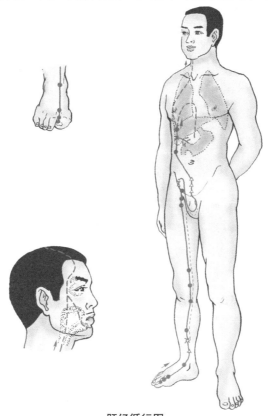

肝经循行图

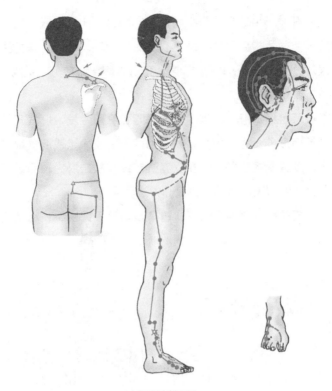

**胆经循行图**

上方开始，四拍，敲至腹股沟，然后转至胆经，从环跳穴开始，四拍，敲至膝关节外上方，慢慢收回。

②伸个懒腰理肝经：立春是从"秋冬养阴"过渡到"春夏养阳"的转折点，此时容易出现春困，人体困乏时，气血循环缓慢。此时经常伸个懒腰，

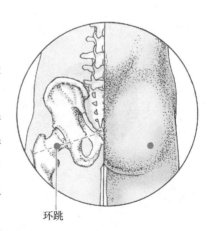

环跳

可吐故纳新、行气活血、通畅经络关节、振奋精神，同时激发肝脏功能，达到肝脏保健效果。

动作要领：身体尽量舒展，四肢完全伸直，全身肌肉发力；配合深呼吸：伸展时吸气，放松时呼气。

③梳头百下助生发：《养生论》说："春三月，每朝梳头一二百下。"因为春天是自然界阳气萌生升发的季节，这时人体的阳气也顺应自然，有向上向外升发的特点，表现为毛孔逐渐舒展、代谢日渐旺盛，毛发生长迅速。春天梳头，符合春季这一养生要求，有宣行郁滞、疏利气血、通达阳气的重要作用，还能促进头皮血液循环、促进毛发生长。

（3）导引养生——立春叠掌按髀式

头为诸阳之会，是全身阳气最为集中和旺盛的部位。立春的导引——立春叠掌按髀式——重视头部左右转动，正是"从头开始"和提升、引动全身阳气的具体体现和方法。

两掌相覆称为叠掌，"髀"是指大腿的意思。叠掌按髀式，是通过耸肩向上与两掌按"髀"向下的动作，使身体上下对拔拉伸，状如汉字"立"的样子。此式导引可使气血处于"开"和"升"的状态，应合了春属木、主生发的春季养生特点，所以叠掌按髀式成为"立春"节气的导引术。叠掌这一动作在传统导引术中多有出现，两掌相叠有利于达到阴阳和合的目的，达到阴阳平衡的健康状态。

 雨水节气养生

雨水是二十四节气中的第二个节气。每年的正月十五前后（公历 2 月 18 ～ 20 日），太阳黄经达 330° 时，是二十四节气的雨水。此时，气温回升、冰雪融化、降水增多，故取名为雨水。

## 1. 雨水三候

雨水三候为：一候獭祭鱼，二候鸿雁来，三候草木萌动。意思是：雨水节气之后五日，此时鱼肥而出，水獭捕捉到鱼后将捕获的鱼排列在岸边展示，似乎要先祭拜一番后再享用。再五日，南方天气暖，大雁自南向北飞。候鸟是随着天地阴阳之气的变幻而往来，以适应气候；又五日，在"润物细无声"的春雨中，草木将开始抽出嫩芽。从此，大地渐渐开始呈现出一派欣欣向荣的景象。

## 2. 雨水养生

（1）雨水养生三要素

雨水节气养生要记住三要素：防"倒春寒"、健脾祛湿、开始养阳。

①防"倒春寒"：雨水季节，天气变化不定，是全年寒潮过程出现最多的时节之一，因此雨水期间要注意"倒春寒"现象。雨水之后空气中水分增加，导致气温不仅偏低，而且寒中有湿。这种湿寒的气候对人体内脏和关节有一定的影响。大家不要过早减去外衣，应多捂一段时间，以缓慢调整身体的阴阳平衡，适应新的气候条件。在初春乍暖还寒的时节，更要将保暖的重心放在下肢。与其上身穿厚厚的大衣、羽绒服，不如加强腿和脚的保暖，腿脚的保暖工作做好了，才能防止春季疾病的入侵。

②健脾祛湿：春天万物复苏，中医认为肝主生发，故春季肝气旺盛，肝木易克脾土，故春季养生不当容易损伤脾脏，从而导致脾胃功能的下降。在雨水节气之后，随着降雨增多，寒湿之邪最易困着脾脏。同时湿邪留恋，难以去除，故雨水前后应当着重养护脾脏。用艾条灸天枢、脾俞、足三里等穴位，可以健脾祛湿、养生保健。

③开始养阳：雨水过后，人体应顺应春天阳气生发、万物始生的特点，逐渐从"秋冬养阴"过渡到"春夏养阳"。

摩腹养阳法：仰卧床上，以肚脐为中心，用手掌在肚皮上按顺时针方向旋转按摩200次。这样既有利于促进消化、预防便秘，又有助于腹部的保暖，提高睡眠质量。

提肛固精益肾，提振阳气，具体方法是：平躺床上，两手并贴大腿外侧，两眼微闭，全身放松，以鼻吸气，缓慢匀和，吸气的同时，用意提起肛门，包括会阴部，肛门紧闭，小肚及腹部稍微用力同时向上收缩；稍停2～5秒，放松，缓缓呼气，同时慢慢放松腹部和肛门。如此重复9次即可。

（2）导引养生——雨水昂头望月式

头乃诸阳之会，属阳。日与月相对，日属阳，月属阴。"昂头"与"望月"，一阴一阳，阴上阳下的取象构成了《易经》中的"泰"卦，以应合，通过本导引术的锻炼使人体达到"泰"的状态。

雨水的导引术运用左右侧引、两肩相照、昂头竖项、提耳根劲，以及极目远眺、叩齿吞津等一系列方法，促进全身气血运行，驱散冬日积寒，防止春季外感病的发生。

 惊蛰节气养生

惊蛰，古称"启蛰"，是二十四节气中的第三个节气。惊蛰时间在公历3月5～6日之间，"春雷响，万物长"，惊蛰雷鸣最引人注意。惊蛰时节气温回升，雨水增多。到了惊蛰，中国大部地区进入春耕大忙季节。

1．惊蛰三候

惊蛰三候为：初候，桃始华；二候，鸧鹒鸣；三候，鹰化为鸠。意思是：惊蛰节气之后五日，天气转暖，桃花开始陆续绽放；再五日，黄鹂鸟到处鸣叫；又五日，雏鹰开始诞生。正是：桃花红，梨花白，黄莺鸣叫燕飞来，一派生机盎然、欣欣向荣的景象。

### 2. 惊蛰养生

惊蛰过后万物复苏，人体的肝阳之气渐升，阴血相对不足，养生应顺乎阳气的升发、万物始生的特点，使自身的精神、情志、气血也如春日一样舒展畅达，生机盎然。

（1）饮食养生

惊蛰时节饮食起居应顺肝之性，助益脾气，令五脏和平。宜多吃富含植物蛋白质、维生素的清淡食物，少食动物脂肪类食物。可多食鸭血、菠菜、芦荟、水萝卜、苦瓜、木耳菜、芹菜、油菜、山药、莲子、银耳等食物。

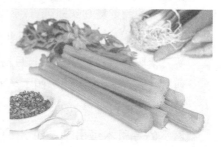

芹菜

（2）起居养生

春季万物复苏，应该晚睡早起，散步缓行，可以使精神愉悦、身体健康。这是惊蛰养生在起居方面的基本要点。

（3）导引养生——惊蛰握固炼气式

惊蛰导引术，通过卷指握固、扩胸展肩、含胸拔背，以及松紧交替、吐纳运气、闭气停息等一系列的方法，达到养生的目的。握固，就是拇指内屈轻抵无名指指根，其余四指依次屈拢"握固"成拳；炼气，用逆腹式呼吸法；通过此导引术能够有效地增强心肺功能，防治、改善颈肩部疾患，增强体质。

## 春分节气养生

春分雨脚落声微，柳岸斜风带客归。《月令七十二候集解》记载"二月中,分者半也,此当九十日之半,故谓之分。秋同义"。春分节气,全球昼夜等长,之后北半球白天越来越长,全国各地气温快速回升。

## 1. 春分三候

春风的三候为:一候,玄鸟至;二候,雷乃发声;三候,始电。意思是说:春风节气后五日,燕子开始从南方陆续飞回北方;再五日,下雨时则开始雷声隆隆;又五日,下雨时则开始频频闪电。此时标志着春天的真正到来,同时也预示着春耕的时间到了。

## 2. 春分养生

由于春分这天正好昼夜平分,阴阳各半,此时的节气特点是阴阳平衡,故养生也要顺应此时的节气特点,要讲求"平和",以和为贵,以平为期。

（1）饮食养生

①一杯三花舒肝解郁茶

原料:月季花 6 朵、玫瑰花 6 朵、茉莉花 12 朵,沸水冲泡。

功效:疏肝理气、活血通脉,调理肝火引起的睡眠问题。

在春分时节,要悠闲地品味该茶。喝之前先欣赏水中的花形、花色、闻闻香气,可以很好地帮助我们舒发肝气。

②一餐中和养生饭

春分时节,饮食方面的原则是忌大热大寒,力求中和。常吃以下三种蔬菜,对身体大有裨益:黄豆芽,清热明目、补气养血;芹菜,平肝、镇静安神、利尿消肿;小葱,增食欲、助春阳。

（2）按摩养生,一套解乏头皮操

①双手十指自然屈曲并拢,将指尖皮肤轻触于头皮上,自前向

后、自中向两侧，对整个头部皮肤有力地划摩数次，直至自我感觉头部皮肤放松，微热即可。

②按照上述自前向后、自中向两侧的顺序，对整个头部皮肤进行较有力的一点一点按压 10 次，按压时宜用指腹，切忌用指甲按压。

③依然按照上述顺序做短距离往返搔抓，类似于洗头时候的动作，每个区域抓 8 下，整个头部往返搔抓 5 次。

④最后轻轻按摩头部。

每天做做头皮操，能很好地改善脑部血液循环，提高记忆力，缓解头晕头痛的症状，达到精力旺盛、思维敏捷、消除疲劳困倦的目的。

（3）导引养生——春分排山推掌式

春分导引术，正是顺应这个节气的特点，提升阳气、调和肝肺、补益心肾，讲求阴阳之"平和"，而以平为期，以和为贵。

排山掌，是传统武术及导引术中最为常见的一种掌法。排山掌要求掌指端立，指尖向上，掌心向外，臂掌呈 90°，同时沉肩、送臂，力达掌根。两掌前推时，先轻如推窗，继而推至极点则重如排山之劲，故名排山掌。内劲发于肩背，达于掌指，此时自觉从腋下一直到掌心，热、胀感及内劲都十分充足。对于治疗肩、颈、背部疼痛疾患有一定作用。

 ## 清明节气养生

梨花风起正清明，游子寻春半出城。清明，乃天清地明之意。

### 1. 清明三候

清明三候为：初候，桐始华；二候，田鼠化为鹌，牡丹华；三候，虹始见。意思是说，清明节气之后五日，阳气逐渐升发，白桐花开始绽放；再五日，田野里地下的田鼠像鹌鹑似的，开始在田地里奔竞觅食，牡丹花也开始开放；又五日，雨后的天空则常常可以见到彩虹，这是因为阴阳之气交会，阳光从薄薄的云层或雨雾中穿出而形成的。

**2. 清明养生**

（1）起居养生

①春捂不能停：民间有一条保健谚语"春捂秋冻"，这是为适应频繁的冷暖变化与较强的风力及应适早、晚与室内外的温差而总结出的规律。清明节气期间，气温升降无常，晴雨不定，建议大家不要过早地脱掉棉衣，至少是在外出的时候，携带一件厚衣服，以备不时之需。

②十点之后再锻炼：对于春天来讲，一些人会选择早起来锻炼身体，其实这样是不对的。因为春天的早晨过于冷，如果想锻炼的话，可以选择在早晨的十点和下午的四点左右。注意，应该选择轻柔和缓的运动项目，比如快走、慢跑、散步等，不要进行激烈运动，否则会使经过冬天严酷气候而变得脆弱的器官更容易受损。

③预防过敏正当时：春天，万物复苏，走出户外有柳絮或者是其他的花粉等，容易过敏的朋友在外出时可以选择戴口罩，或者是尽量减少外出的次数，从而避免过敏症的发生。每天开窗通风30分钟以保持室内空气质量，不要盲目依赖熏香、空气过滤器等。

（2）调摄情志养生

调节情绪常踏青：清明节有着双重的意义，既是一个生机盎然的节气，又是踏青扫墓、追悼先人、悲痛伤感的祭祀节日。在追悼先人的同时，更要关注自己的健康。在此期间，出门踏踏青、放放风筝可以调节情绪，避免负面情绪扼制"生机"。

（3）导引养生——清明开弓射箭式

开弓射箭式，此式导引，上肢左右对拉，形如开弓射箭，而弓上之箭是开弓之势所产生的内劲,其内劲、内气如箭一般蓄势待发。此式两手分为弓手和箭手,弓手为虎爪,箭手成掌,两掌一屈一伸、两臂一收一回,而与体内气机的开合相应。开弓射箭的左右交替练习;同时扭腰的动作,可以使带脉松开、肝气得以条达。

动作刚柔相济、左右对称、上下兼顾,屈伸、松紧、消耸、转侧等动作环环相扣、势势相连,借此发挥引导、调控、促进体内气血循经运行,使气血畅旺,从而达到疏肝利胆、调肝养肺的目的。

##  谷雨节气养生

二月山家谷雨天,半坡芳茗露华鲜。谷雨至,春已晚,万物生长渐旺,天气尚未尽热,而湿气已至。

### 1. 谷雨三候

谷雨三候为:初候,萍始生;二候,鸣鸠拂其羽;三候,戴胜降于桑。意思是说:谷雨节气之后五日,降雨量逐渐增多,浮萍开始生长;再五日,布谷鸟、斑鸠等开始翩翩起舞,提醒人们抓紧时间进行播种;又五日,则戴胜鸟常飞降于桑树上。

### 2. 谷雨养生

（1）饮食养生

暮春时节气温升高,加上春季本身阳气蓄积体内,很容易诱发"春火",出现口干口苦、目赤眼花等不适。因此,饮食上不要过补,可以适当吃些天然降火"药",比如荠菜、菠菜、马兰头、香椿头、蒲公英等。谷雨后空气

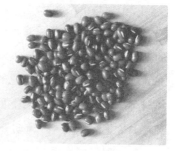

赤小豆

中的湿度逐渐加大，湿邪容易侵入人体为患，造成脘腹胀满、胃口不佳、身体困重不爽、关节疼痛等情况，宜多食健脾祛湿的食物，白扁豆、赤小豆、薏苡仁、芡实、冬瓜、陈皮、白萝卜、藕等。

（2）起居养生

暮春尤需防过敏：春夏交替之际，人们的室外活动增加，过敏体质的人在这个季节应防花粉症及过敏性鼻炎、过敏性哮喘等疾病的发生，在此建议易过敏人群常做以下两个小动作：①冷水搓鼻翼。谷雨前后飞絮较多，早、晚用冷水洗鼻和揉搓鼻翼，增强鼻黏膜的免疫力，有助缓解过敏，并且要尽量减少与过敏原接触。②茶水洗脸。用喝剩下的茶叶水洗脸，能舒缓皮肤，还能让脸部皮肤光泽滑润。

（3）导引养生——谷雨托掌须弥式

谷雨导引术是二十四节气导引术中最微妙的一个。它通过肢体的屈伸、扭转、松紧、转侧，采取层层递进的方式引导并控制体内气血的运行。

须弥掌是指掌指由中指引领立起，五指并拢，掌根外撑，掌心外吐，劲达于掌指。其方法是：手腕"背伸"立掌，指尖向上，掌心向外，五指并拢，自然伸直。托掌须弥式中，两手呈须弥掌，一手上托；一手熨贴于乳下。动作中左右转项需要提"耳根劲"，可以锁住气机，使其升而不过，从而达到升中有降、升降如一的导引效果。

## 立夏节气养生

立夏，二十四节气之一，每年5月5日或5月6日，太阳到达黄经45°为立夏节气，中国自古习惯以立夏作为夏季开始的日子，在天文学上，立夏表示即将告别春天，是夏日天的开始，人们习惯上都把立夏当作是温度明显升高、炎暑降临、雷雨增多、农作物进入旺季生长的一个重要节气。

**1. 立夏三候**

立夏三候为：初候，蝼蝈鸣；二候，蚯蚓出；三候，王瓜生。意思是说：立夏节气后五天，开始可以听到蝼蝈（即蝼蛄）在田间鸣叫的声音；再过五天，蚯蚓开始钻出地面，田间到处可以看到它们掘土的身影；又过五日，王瓜的蔓藤开始快速攀爬生长。

**2. 立夏养生**

立夏，称之为孟夏（夏之初），天气渐热，植物繁盛，此季节有利于心脏的生理活动，人在与节气相交之时故应顺之。在整个夏季的养生中要注重对心脏的特别养护。

（1）饮食养生

多进稀食是夏季饮食养生的重要方法。如早、晚进餐时食粥，午餐时喝汤，这样既能生津止渴、清凉解暑，又能补养身体。在煮粥时加些荷叶，称荷叶粥，味道清香，粥中略有苦味，可醒脾开胃，有消解暑热、养胃清肠、生津止渴的作用。在煮粥时加些绿豆或单用绿豆煮汤，有消暑止渴、清热解毒、生津利尿等作用。

（2）起居养生

适当的午休是夏季养生的重要方法。由于"立夏"时天亮得早，人们起得早，而晚上相对睡得晚，易造成睡眠不足，所以要增加午休。夏季正午1点到3点气温最高，人容易出汗，午饭后容易昏昏欲睡，因此适当的午休就很重要了。

（3）导引养生——立夏足运太极式

立夏足运太极式，就是以足来做描画太极的动作。描太极是以足尖按顺时针、逆时针方向转动画圆，形如描太极。此式导引，手脚并练体现了补肾养心、以水济火、阳中练阴、阴中练阳的精湛理论和方法。

 ## 小满节气养生

小满，是二十四节气之一，每年5月20～22日之间，太阳到达黄经60°时开始。小满——其含义是夏熟作物的籽粒开始灌浆饱满，但还未成熟，只是小满，还未大满。

**1. 小满三候**

小满的三候为：初候，苦菜秀；二候，靡草死；三候，麦秋至。意思是说：小满节气之后五日，苦菜开始枝叶茂盛；再五日，喜阴的葶苈一类的植物，在阳气逐渐旺盛的同时开始枯死；又五日，麦子开始渐渐饱满成熟。

**2. 小满养生**

（1）起居养生

①防热病湿疹：小满预示着夏季闷热、潮湿的天气将要来临，为皮肤病发作提供了条件，易引发脚气、湿疹等疾病。注意衣物材质的选择，尽量穿一些透气性好、能吸汗的衣袜，以避免湿气淤积。

②午睡勿贪凉：顺应夏季阳消阴长的规律，适当增加午睡时间，但不能贪凉，以保证有充足的睡眠时间，以保持精力充沛。

（2）按摩养生

按揉足三里：小满这一节气，可按揉足三里与丰隆穴来保健。足三里在小腿前外侧，当犊鼻下3寸，距胫骨前缘一横指（中指）；丰隆位于人体的小腿前外侧，外踝尖上八寸，条口穴外一寸，距胫骨前缘二横指（中指）。

（3）饮食养生

养生饮食小满节气饮食调养宜以清爽清淡的素食为主，常吃具有清利湿热作用的食物，如赤小豆、绿豆、冬瓜、黄瓜、黄花菜、水芹、黑木耳、胡萝卜、西红柿等。

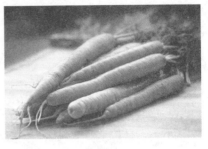

胡萝卜

（4）导引养生——小满单臂托举式

小满单臂托举式，是单臂在头顶上方呈托举之势，另一臂则下按、外撑，一上一下，对拔拉伸。在小满的导引中，身体始终有向上、下、左、右四方面伸展的感觉，有如置身于一个圆形或者球形的气团之中，即使一只手臂的上托、下落也不能影响到这个气团，有着类似"小满"之意。

## 芒种节气养生

"芒种忙，麦上场"。芒种是表征麦类等有芒作物的成熟，反映农业物候现象的节气。"东风染尽三千顷，折鹭飞来无处停"的诗句，生动地描绘了这时田野的秀丽景色。

### 1. 芒种三候

芒种三候为：初候，螳螂生；二候，䴗始鸣；三候，反舌无声。意思是：芒种之日"螳螂生"，"蝉响螳螂急，鱼深翡翠闲"，都是夏日美景。芒种时节，田间地头开始出现捕捉害虫的螳螂。后五日"䴗始鸣"，䴗是伯劳，"劳燕分飞"的劳，伯劳鸟开始在枝头出现，并且开始鸣叫。它的鸣声局促尖锐，声声是别春之离愁。当然，伯劳初啭月微明，亦是仲夏夜寻梦的美丽诗意。再五日"反舌

无声"，与伯劳相反，能学各种鸟鸣叫的反舌鸟，却已不再啼叫，
另外一些雀鸟此时也不再发声鸣叫。

### 2. 芒种养生

（1）精神调养

在精神调养上应该使自己的精神保持轻松、愉快的状态，恼怒
忧郁不可有，这样气机得以宣畅，通泄得以自如。

（2）起居养生

起居方面，要晚睡早起，适当地接受阳光照射（避开太阳直
射，注意防暑）。夏日昼长夜短，中午小憩可助消除疲劳，有利于
健康。人易汗出，衣衫要勤洗勤换，要常洗澡，这样可使皮肤疏
松，"阳热"易于发泄。但须注意的一点，在出汗时不要立即洗澡，
中国有句老话，"汗出不见湿"，若"汗出见湿，乃生痤疮"。

（3）导引养生——芒种掌托天门式

掌托天门式，在两掌上托时，意识通过头顶之天门（囟门）注
视两掌；两掌托举，头颈后仰时，则如掌托天门（天际）并寄神于
遥远的天际；通过这样的修习而使全身毛孔大开，不仅使身体内芜
杂可以通过毛窍排出体外，而且还可以加强体内外气体的交换。芒
种节气，气温升高，空气湿度增加，人体内的汗液无法通达散发，
所以暑令湿胜必多，常使人感至四肢困倦，萎靡不振。此式导引中
掌托天门、提踵上举、百会穴上顶，有助于提升阳气、益气养心、
健脾除湿。

## 夏至节气养生

"雨砌蝉花粘碧草，风檐萤火出苍苔。"夏至，为一年二十四节
气中的第十个节气，也是夏季的第四个节气，每年太阳运行至黄经

90°时即为夏至。夏至节气，一般是从每年的 6 月 20 日前后开始，到 7 月 7 日前后结束。

**1. 夏至三候**

夏至三候为：初候，鹿角解；二候，蜩始鸣；三候，半夏生。意思是说：夏至之后五日，鹿角开始脱落；再五日，知了开始鸣叫；又五日，半夏这种喜阴的植物开始迅速生长。由此可见，在炎热的夏季，一些喜阴的生物开始出现，而阳性的生物开始衰退。

**2. 夏至养生**

夏至是阳气最旺的时节，养生要顺应夏季阳盛于外的特点，注意保护阳气，着眼于一个"长"字。

（1）调摄情志养生

注重精神调养：嵇康《养生论》对炎炎夏季有其独到之见，认为夏季炎热"更宜调息静心，常如冰雪在心，炎热亦于吾心少减，不可以热为热，更生热矣。"，即"心静自然凉"，这里所说就是夏季养生法中的精神调养。

（2）起居养生

宜晚睡早起，并且合理安排午休时间，一为避免炎热之势，二可消除疲劳之感。每日温水洗澡也是值得提倡的措施，不仅可以洗掉汗水、污垢，使皮肤清洁凉爽消暑防病，而且能起到锻炼身体的作用。另外，夏日炎热，毛孔开泄，易受风寒湿邪侵袭，睡眠时不宜扇类送风，有空调的房间，室内外温差不宜过大，更不宜夜晚露宿。

（3）导引养生——夏至手足争力式

争力，又称为矛盾力、阴阳力、太极力，指在练习过程中采用的向相反两个方向用力的方法，借以发力，以达到伸展。夏至手足争力式，通过手足握摄、屈伸争力等的练习，有助于心肾相交、水火既济、调心补肾。

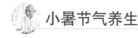小暑节气养生

小暑，为一年二十四节气中的第十一个节气，也是夏季的第五个节气，每年太阳运行至黄经 105° 即为小暑。小暑节气一般是从每年的 7 月 7 日前后开始，到 7 月 22 日前后结束；小暑与下一个节气大暑比较而言，炎热尚小也，所以称之为小暑。

**1. 小暑三候**

小暑的三候为：初候，温风至；二候，蟋蟀居壁；三候，鹰始挚。意思是说：小暑节气之后五日大地上便不再有一丝凉风，而是所有的风中都带着热浪；再五日，蟋蟀躲在墙壁上纳凉；又五日，鹰类开始捕食。

**2. 小暑养生**

（1）饮食养生

饮食宜清淡适当：小暑时节的多雨、高温，更使得原本就在夏日属于高发症的消化道疾病，更加多发频发。

（2）起居养生

足够的睡眠：夏日的特色是日照时刻长，天亮得早，黑得晚。因而，我们的起居和休息时刻应随之做一些相应的调整，以迟睡早起为宜；同时外出留意防暑。

（3）调摄情志养生

坚持心态平缓：小暑时节，气候酷热，容易烦躁不安、爱犯困、少精力。故而应该保持心态平缓。

（4）适宜运动养生

忌烈日下运动：运动时刻尽量调整在清晨或是黑夜。

（5）导引养生——小暑翘足舒筋式

翘足是指脚尖做勾与伸的运动。小暑翘足舒筋式，两手指尖向

下而拄地，双脚跖屈、背屈，能够增强脾胃运化功能。

 **大暑节气养生**

大暑，为一年二十四节气中的第十二个节气，也是夏季的最后一个节气，每年太阳运行至黄经 120° 即为大暑。大暑节气，一般是从每年的 7 月 22 日前后开始，到 8 月 7 日前后结束。大暑时节是一年中最为炎热的时期，与小暑相对而言，所以称之为大暑。

**1. 大暑三候**

大暑的三候为：初候，腐草为萤；二候，土润溽暑；三候，大雨行时。意思是说：大暑节气之后五日，陆生的萤火虫开始产卵于枯草上；再五日，天气开始变得闷热，土地潮湿起来；又五日，常常出现大的雷雨，这大雨使暑气减弱，天气开始向立秋过渡。

**2. 大暑养生**

（1）调摄情志养生

暑天心态要好，天气热，如果情绪控制不好，着急上火或心情忧郁对健康非常不利。俗话说"心静自然凉"，天气越热，心态越要放平静。要有"闲看庭前花开花落，漫随天边云卷云舒"的心境。

（2）饮食养生

①适当多喝些水：夏天容易出汗，体内水分散发得快，要及时补充水分。不要等到渴了才喝水，要少量多次饮水。

②饮食要清淡些：饮食宜清淡，各种汤粥最养人。如

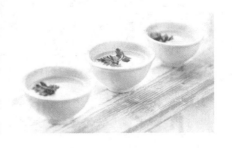

绿豆粥、小米粥、橘皮粥、玫瑰花粥等，有利于补充水分且易于消化，尚有理气健脾、清热解暑的作用。

（3）导引养生——大暑踞地虎视式

踞地虎视式，从外形动作而言，双拳拄地、两目圆睁、摇头摆尾，如虎之威猛，故名。踞地，指的是以两拳拳面拄地之意。通过两手拄地而定、昂头瞪目、摇头摆尾的动作练习，可以强化对脊柱、腰背、胸腹的伸展练习。从中医理论角度来分析，此式对于五脏六腑，尤其是脾胃的消化功能具有很好的促进作用。

##  立秋节气养生

立秋，是二十四节气中的第十三个节气，也是秋季的第一个节气，每年太阳运行至黄经 135° 时即为立秋。立秋节气，一般是从每年的 8 月 7 日前后开始，到 8 月 22 日前后结束。

### 1. 立秋三候

立秋的三候为：初候，凉风至；二候，白露降；三候，寒蝉鸣。意思是说：立秋节气之后五日，刮风时人们会感觉到凉爽，此时的风已不同于暑天中的热风；再五日，早晨的大地上会有雾气与露水产生；又五日，感阴而鸣的寒蝉也开始鸣叫。

### 2. 立秋养生

（1）精神调养

要做到内心宁静，神志安宁，心情舒畅，切忌悲忧伤感。

（2）起居养生

立秋之季已是天高气爽之时，应开始"早卧早起，与鸡俱兴"。早卧以顺应阳气之收敛，早起为使肺气得以舒展。立秋乃初秋之季，暑热未尽，虽有凉风时至，但天气变化无常，即使在同一地区也会出现"一天有四季,十里不同天"的情况。因而着衣不宜太多,否则会影响机体对气候转冷的适应能力,易受凉感冒。

（3）饮食养生

秋季时节,可适当食用芝麻、糯米、粳米、蜂蜜、枇杷、菠萝、乳品等柔润食物,以益胃生津。

（4）导引养生——立秋缩身拱背式

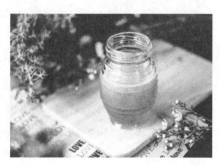

**蜂蜜**

缩身、拱背,"头""尾"相接,是这个导引术的重点和难点。立秋缩身拱背式,模仿猫、虎伸腰、拱背的动作,是对脊柱锻炼的极佳方法;并且此式导引能真正体现吐纳炼气、导引炼形之妙处所在,需要细细体味人体腰背属阳、胸腹属阴,通过缩身拱背、伸展胸腹的练习,来促进人体阴阳、气血的运行。

 ## 处暑节气养生

处暑,为一年二十四节气中的第十四个节气,也是秋季的第二个节气,每年太阳运行至黄经150°时即为处暑。处暑节气,一般是从每年的8月22日前后开始,到9月8日前后结束。

### 1. 处暑三候

处暑的三候为:初候,鹰乃祭鸟;二候,天地始肃;三候,禾乃登。意思是说:处暑节气之后五日,老鹰开始大量捕猎鸟类;再五日,天地间万物出现一片清空肃杀之景象;又五日,麦、稷、稻、粱等农作物开始成熟。

## 2. 处暑养生

（1）起居养生

①早睡早起：进入秋季后，人体出汗减少，人体进入一个生理休整阶段，由此，身体就会出现各种不适应，如不少人清晨醒来还想再睡，这种状况就是"秋乏"。睡眠要充足，最好比平常多睡一个小时，因为只有这样，才能适应"秋乏"。

②通风透气，早晚添衣：一定要确保室内通风，白天只要室内温度不高就不宜开空调，可开窗使空气流动，让秋风涤荡暑期热潮留在房内的湿浊之气。处暑时节，正值初秋，暑热尚未退尽，此时不宜过多过早地添加衣服，以自身感觉不过寒为准，以提高机体对低温环境的适应能力。需要注意的是，入睡之前莫贪凉，最好把窗户关上，以防寒湿之邪侵入人体。

（2）饮食养生

①多喝蜂蜜水少吃姜：秋天气候干燥，燥气伤肺，加上再吃辛辣的生姜，更容易伤害肺部，加剧人体失水、干燥。人体就必须经常给自己"补水"，多喝蜂蜜水也就成了我们对付"秋燥"的一种必要手段。建议早上起床后喝一杯温水，不要喝冷水，因为人的脾胃喜温忌寒，低于室温的水多喝反而有害健康。

②益肾养肝多吃咸：饮食调养方面宜益肾养肝，润肺养胃。饮食上宜多吃荸荠、沙葛、粉葛等。

③吃粥补充水分与润燥：吃粥有助健脾胃、补中气。百合粥、银耳粥、杏仁粥、莲子粥、坚果粥与芝麻糊等，都是很好的养生餐。

（3）精神调养

处暑时节"宜安静性情"，时至处暑，秋意越来越明显，大自然逐渐出现一片肃杀的景象，此时人们容易产生悲伤的情绪，因此在精神调养上，处暑时节要注重收敛神气，使神志安宁，使情绪安静，切忌情绪大起大落，平常可多听音乐、练习书法、钓鱼等安神定志的活动。

（4）导引养生——处暑反捶背脊式

处暑反捶背脊式，是二十四节气导引术中唯一运用了敲打的导引术，运用两手握空拳并反手在背后沿着脊柱两边轻轻捶打。在左右顾盼、脊柱侧伸犹如"两张弓"的状态下，同时配以敲打动作，这对于脊柱及相关经络而言，就像"弹动和拨响"绷紧的"琴弦"，从而起到震动及疏通气血的作用。这一导引非常适合长期处于坐姿及伏案工作或学习的人们进行姿势矫正与锻炼。

## 白露节气养生

白露，为一年二十四节气中的第十五个节气，也是秋季的第三个节气，每年太阳运行至黄经165°时即为白露。白露节气，一般是从每年的9月7日前后开始，到9月22日前后结束。

### 1. 白露三候

白露的三候为：初候，鸿雁来；二候，玄鸟归；三候，群鸟养羞。意思是说：白露节气之后五日，鸿雁开始向南飞以避寒潮；再五日，燕子等其他候鸟也开始南飞以避寒潮；又五日，百鸟开始贮存干果粮食以备过冬。

### 2. 白露养生

（1）起居养生

秋冻适度，避免盲目：进入秋季天气变凉，人的毛孔要闭合起来防着凉，如果过早就把厚衣服穿上，毛孔就会因为受热而张开，突然降温带来的寒气就容易透过毛孔伤人。对"春捂秋冻"之说，健康人群可以照做，适当的凉爽刺激，有助于锻炼耐寒能力。但老弱者和身体虚寒的人群，起床后应适当添件薄衣，护好腹部、脚部和肩膀等关键部位。

（2）饮食养生

防止秋燥：秋天空气干燥，是中医所谓的"燥邪当令，内应于肺"，加之人体在夏季津液耗损，容易出现口舌生疮、鼻腔和皮肤干燥、咽喉肿痛、咳嗽、便秘等"秋燥"现象。饮食宜以清润为主。

（3）情志调摄

进入秋季，还常常会给人"悲凉"的感觉。建议老年人应有意识地适当多走动，与外界多接触、多交流，腿脚方便的还可以等太阳出来后去登高，呼吸新鲜空气，以涤荡身心、畅达情志，调养好心神，打破"悲秋"情结。

（4）导引养生——白露正身旋脊式

白露正身旋脊式，正身是指身体端正，不偏不斜；旋脊是指脊柱的旋转。此式导引重在脊柱的左右旋转与上下对拔，使整个脊柱在旋转中得到拔伸。能够有效防治头、颈、肩、背、脊柱等疾患。

## 秋分节气养生

秋分，为一年二十四节气中的第十六个节气，也是秋季的第四个节气，每年太阳运行至黄经180°时即为秋分。秋分节气，一般是从每年的9月22日前后开始，到10月7日前后结束。秋分与春分一样，都是古人最早确立的节气之一。

### 1. 秋分三候

秋分的三候为：初候，雷始收声；二候，蛰虫坯户；三候，水始涸。古人认为雷是因为阳气盛而发声，秋分后阴气开始旺盛，所以不再打雷了。"坏"字是细土的意思，"蛰虫坏户"就是说由于天气变冷，蛰居的小虫开始藏入穴中，并且用细土将洞口封起来以防寒气侵入。"水始涸"是说此时降雨量开始减少，由于天气干燥，水汽蒸发快，所以湖泊与河流中的水量变少，一些沼泽及水洼处便处于干涸之中。

### 2. 秋分养生

（1）饮食养生

①养胃吃南瓜：秋分节气过后，气候渐凉，是胃病多发时节，要特别注意胃部的保暖。南瓜性温味甘，入脾、胃二经，能补中益气，是秋季暖胃护胃佳品。

②进补需有度："春夏养阳、秋冬养阴"，秋分时节进补不可太过，要适量。忌无病进补，既增加开支，又害自身；忌慕名进补，过量滥用滋补品反而无益。

③饮食润且酸：根据秋季"燥者润之"和"少辛增酸"的原则，可适当多吃具有滋阴润燥功效的食物，如芝麻、核桃、蜂蜜、梨、甘蔗、柿子、香蕉、荸荠、橄榄、百合、银耳、萝卜、豆浆等。另外酸甘化阴，

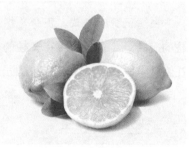

柠檬

还宜进食一些带有酸味的食品，如葡萄、石榴、苹果、芒果、杨桃、柚子、猕猴桃、柠檬、山楂等。

（2）起居养生

起居要守时：从秋分开始，天气逐渐变得昼短夜长，此时应适当调整"生物钟"，将夏天晚睡早起的作息时间调整为早睡早起。

（3）精神调养

秋分过后，大自然呈现出一派萧瑟之景，草木枯萎，花叶凋落，人也与自然相应，容易情绪低落，悲忧伤感。此时应调整精神状态，保持乐观的情绪，胸怀豁达，宁神定志，收敛神气。

（4）导引养生——秋分掩耳侧倾式

秋分掩耳侧倾式，掩耳就是用手捂住耳朵，要修炼者倾听自身内部的声音；侧倾就是脊柱侧弯，身体适度的侧倾。此导引的关键在于用我们的心去聆听身体内部发出的声音。

##  寒露节气养生

寒露，为一年二十四节气中的第十七个节气，也是秋季的第五个节气，每年太阳运行至黄经195°时即为寒露。寒露节气，一般是从每年的10月7日前后开始，到10月22日前后结束。

**1. 寒露三候**

寒露的三候为初候，鸿雁来宾；二候，雀入大水为蛤；三候，菊有黄华。意思是说：寒露节气之后五日，鸿雁开始成群结队地大举南迁；再五日，深秋天寒，雀鸟都不见了，飞者化潜，阳变阴也；又五日，菊花遍野开放。

**2. 寒露养生**

（1）起居养生

①早睡早起：寒露过后昼短夜长，此时是人们保养阳气之时，要早睡早起。

②适时添衣：寒露过后，天气寒冷，要注意防寒保暖，逐渐增添衣服。

③足部保暖：常言道："寒露脚不露。"寒露过后，气温逐渐降

低，因此大家不要经常赤膊露身、穿拖鞋以防凉气侵入体内，以防"寒从足生"。

（2）导引养生——寒露托掌观天式

"托掌观天"指的是两掌向上托举，同时抬头、目视苍穹，可以导引体内真气上达于人身之"天"，进而化为"甘露"润泽身心，进而与天地之气同感。能够有效地拔伸脊柱及胸腹，调畅身心。

## 霜降节气养生

霜降是秋季的最后一个节气，也是冬季的前奏。民间有"冬补不如补霜降"的说法，且应先"补重阳"后"补霜降"，认为"秋补"比"冬补"更要紧。

### 1. 霜降三候

霜降的三候为：一候豺乃祭兽；二候草木黄落；三候蛰虫咸俯。意思是说：霜降节气之后五日，豺狼等大型食肉动物开始捕猎，并将多余的食物寄存一段时间后再食用；再五日，大地上的植物开始枯黄与掉落，天气开始冷了；又五日，蛰虫都在洞中不动不食，安静地进入冬眠状态。

### 2. 霜降养生

（1）食疗养生

霜降节气的气候特点仍以燥气当令，而干燥的气候环境很容易消耗人体的津液，关键在于养肺润燥。除了要多喝水、多吃果蔬、避免辛辣食品刺激之外，一日三餐也可适当煮些

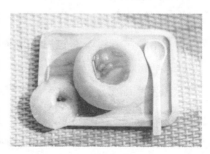

滋阴养肺的粥来喝。此时可视个人症状选择滋补肺阴、清除燥热的银耳、百合、银杏、枸杞、莲藕、莲子等药材或食物入粥，以防止干燥的发生。而对于干燥症状明显的人群来说，则可通过进补药粥、药膏来达到润肺的目的，如麦门冬粥、川贝母蒸梨羹等，都可起到养阴润肺的功效。

（2）导引养生——霜降两手攀足式

作为秋季的最后一个导引术——霜降两手攀足式，不仅有对相应的肺脏、呼吸、气机等的调整与练习，同时也有与"长夏"相对应的脾胃的练习。抬头伸腰时，两脚尖尽力内钩，体会脊柱、腰部、两腿后侧伸展的感觉；俯身伸足时，两脚尖尽力前伸，身体既要尽力向两腿靠拢，又要尽力向前伸展，体会整个脊柱、两足背、两腿前侧伸展的感觉；动作幅度要大，但要循序渐进，以免韧带及软组织受到损伤。有效锻炼腰、背、腿部肌肉韧带，防止腰腿的疾患；调畅督脉、任脉之气，滋养肝肾，强健腰腿，为进入冬季后肾脏的练习做好准备和基础。

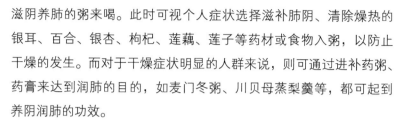

## 立冬节气养生

"立，建始也；冬，终也，万物收藏也"。立冬，是二十四节气的第十九个节气，表示开始进入冬季。立冬过后，天明显黑得更早，防寒保暖也显得更加重要。

### 1. 立冬三候

立冬的三候为：一候，水始冰；二候，地始冻；三候，雉入大水为蜃。意思是立冬之日"水始冰"，是水与冰的结合，冬寒水结，是为伏阴。孟冬始冰，仲冬冰壮，季冬冰盛。后五日"地始冻"，冰壮曰"冻"，地冻为凝结，"蔼蔼野浮阳，晖晖水披冻"；再五日

"雉入大水为蜃"，与"雀入大水为蛤"对应，蜃是大蛤，古人认为，海市蜃楼便是蜃吐气而成。

### 2. 立冬养生

（1）食疗养生

民谚云："三九补一冬，来年无病痛。"说的就是立冬养生保健的重要性。

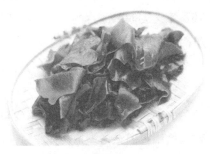

**海带**

①咸味入肾补益阴血：根据"秋冬养阴""冬季养肾"的原则，冬季可以适量多吃点咸味食物，如海带、紫菜以及海蜇等，具有补益阴血等作用。

②进补前先引补：立冬后进补要给肠胃一个循序渐进的适应过程，所以要做好引补。比如食用性质温和的花生红枣汤、生姜炖牛肉等。此外，冬季喝热粥也是养生的好选择。小麦粥可以养心除烦，芝麻粥可以益精养阴，萝卜粥可以消食化痰，茯苓粥可以健脾养胃。

③多温热少寒凉：例如多吃一些糯米、高粱、栗子、大枣、核桃仁、桂圆、韭菜、南瓜、生姜、牛肉、羊肉等温热性质的食物。

（2）导引养生——立冬挽肘侧推式

立冬导引术以练习手足为主，更侧重于手的练习。同时，立冬导引术中也包含了与春气相应的肝胆、与秋气相应的肺的练习，正是体现了中医养生整体观，以及阴阳、五行、五脏等分而不分的道理。

"挽肘"指的是用手掌轻轻抚按于另一手臂肘内侧，并以手掌之热力"熨烫"该部。"侧推"是向身体侧前方推掌，推掌先从小指一侧开始逐渐转为掌心向前先轻如推窗，后则重如排山，动作看似简单实则内含错骨分筋、分经练脉之法，须细细体味。有利于改善失眠、记忆力减退等症。

 小雪节气养生

　　小雪，为一年二十四节气中的第二十个节气，也是冬季的第二个节气，每年太阳运行至黄经240°时即为小雪。小雪节气，一般是从每年的11月22日前后开始，到12月7日前后结束。

　　1. 小雪三候

　　小雪的三候为：一候，虹藏不见；二候，天气上升地气下降；三候，闭塞而成冬。意思是说：小雪节气之后五日，就不能看到彩虹；再五日，天空中的阳气上升，地中的阴气下降，导致天地不通，阴阳不交，所以万物失去生机；又五日，天地闭塞而转入严寒的冬天。

　　2. 小雪养生

　　（1）食疗养生

　　饮食温补，以养肾气。小雪节气既不适宜吃生冷食物，也不适宜进食过于燥热的食物。对于体寒者，宜适当吃一些温补食品，例如羊肉、牛肉、鸡肉等。对于容易"上火"的人，日常饮食以清淡为

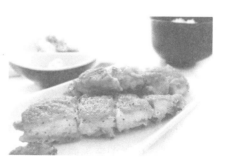

鸡肉

原则，如大白菜、萝卜、莲藕、香蕉、梨和苹果等。

　　（2）导引养生——小雪蛇行蛹动式

　　小雪导引术中，以手臂的"蛇行蛹动"练习为主，这个动作看似简单，实则不易，需要细细体会与练习。"蛇行蛹动"是肩、肘、

腕、指协调画圆的运动；"蛇行"是指肩、肘、腕等较大关节的运动；"蛹动"是指小关节的运动，主要是通过掌心的开合来完成；又配合"剑诀"的手法，具有益气、补心益肾的作用。

 ## 大雪节气养生

大雪，是二十四节气中的第二十一个节气，时间是公历每年的12月7日或8日，也是干支历亥月的结束以及子月的起始；其时视太阳到达黄经255°。

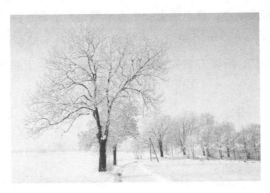

### 1. 大雪三候

大雪的三候为：一候，鹖鸥不鸣；二候，虎始交；三候，荔挺出。意思是：天气寒冷，寒号鸟也不再鸣叫了。由于此时是阴气最盛时期，正所谓盛极而衰，阳气已有所萌动，所以老虎开始有求偶行为。此处的"荔挺出"的"荔挺"为兰草的一种，也可简称为"荔"，也是由于感到阳气的萌动而抽出新芽。

### 2. 大雪养生

（1）起居养生

起居宜早眠早起。冬日阳气肃杀，夜间尤甚，冬季养生应当在

"藏"字上下功夫。所以建议大家遵从"早卧起晚"的睡眠规律，早睡以养阳气，迟起以固阴精。由于冬日早晚温差悬殊，老年人要谨慎起居，适当运动，增强对气候变化的适应能力。

（2）泡脚按摩养生

必须经常保持脚的清洁干燥，袜子勤洗勤换，每天坚持用温热水洗脚，同时按摩和刺激双脚穴位。

（3）食疗养生

大雪时节肾气正旺，可以使用以下这些食疗方。

①大枣肉桂糕

用料：白术10克，干姜1克，黄芪15克，大枣30克，肉桂6克，面粉500克，白糖150克，发面、碱水各适量。

做法：将白术、黄芪、干姜、大枣、肉桂放入砂锅内，加适量清水，用大火烧沸后，转用小火煮30分钟，去渣留汁；再将面粉、白糖、发面放入盆内，加药汁和适量清水，揉成面团，待面团发酵后，加碱水，试好酸碱度，然后做成糕坯；将糕坯上笼用大火蒸30分钟即可。

功效：健脾温肾、和胃益气。

②山药枸杞鸡汤

用料：怀山药30克，枸杞子15克，母鸡半只（约500克），生姜3片，精盐适量。

做法：母鸡洗净切块，与怀山药、枸杞子、生姜一同放入砂锅，加适量清水，先用大火煮沸，再用小火熬煮1.5～2小时，调入精盐即成。

功效：养阴健脾、益肾补虚。

（4）导引养生——大雪活步通臂式

大雪活步通臂式，是二十四节气导引术中两个站式导引术之一，是唯——个有着步法、身法变化练习的导引术。大雪导引术从外而言，以锻炼腰腿、肩臂为主；对内而言则以调补心肾为主，以与大雪节气相应，"活"筋骨以"通"气血。

 冬至节气养生

冬至，为一年二十四节气中的第二十二个节气，也是冬季的第四个节气，每年太阳运行至黄经 270° 时即为冬至。冬至节气，一般是从每年的 12 月 22 日前后开始，到次年 1 月 5 日前后结束。

1. 冬至三候

冬至的三候为：初候，蚯蚓结；二候，麋角解；三候，水泉动。意思是说：冬至节气之后五日，由于此时阳气虽已生长，但阴气仍然十分强盛，土中的蚯蚓仍然蜷缩着身体；再五日，由于冬至阳生，麋感阴气渐退而解角；又五日，由于阳气初生，所以山中的泉水可以畅快地流动。

2. 冬至养生

（1）按摩养生

中医认为"肾开窍于耳"，冬至以后气血运行不畅的或者肾阳虚的人耳朵比较容易生冻疮。这个时候经常按摩耳朵，有助于肾脏的保健和气血的顺畅。最常用的三种按摩方式是拉耳垂、提耳尖和摩耳郭。

拉耳垂：用两手的拇指、食指同时按摩耳垂，先将耳垂揉捏、搓热，然后向下拉耳垂 15 ～ 20 次，以发热发烫为度；

提耳尖：用双手捏住双耳上部耳轮，适量提拉耳尖，提拉的时候大拇指和食指顺便对耳尖进行按摩,以微微发热为度。

摩耳轮:拇指位于耳轮内侧,其余四指位于耳轮外侧,揉搓 2～5 分钟,再往上提揪,以耳部感到发热为止。

（2）艾灸养生

俗话说"夏养三伏、冬补三九",在冬至时选取具有强身保健作用的穴位,在此穴位上施行艾灸。将节气、艾灸和穴位三者结合,冬至艾灸保健能够起到温阳补气、温经散寒的作用,从而提高机体的抗寒和抗病能力,提高人体免疫能力和对气候变化的适应能力,还具有延年益寿的作用。常用穴位有关元、中脘、足三里等。

（3）导引养生——冬至升嘶降嘿式

冬至导引术,根据人体初阳始升这一特点,在手足并练的同时,加入了升气嘶字诀、降气嘿字诀呼吸吐纳的口诀练习,使体内真气先升后降,从而达到温肾助阳强健腰腿的功效。

## 小寒节气养生

小寒,为一年二十四节气中的第二十三个节气,也是冬季的第五个节气,每年太阳运行至黄经 285° 时即为小寒。小寒节气,一般是从次年的 1 月 5 日前后开始,到次年 1 月 20 日前后结束。小寒是全年中最冷的节气之一。

### 1. 小寒三候

小寒的三候为:一候,雁北乡;二候,鹊始巢,三候雉始鸣。意思是说:小寒节气之后五日,此时阳气已动,所以大雁开始向北迁移;再五日,北方到处可见到喜鹊,并且其感觉到阳气而开始筑巢;又五日,雉会感阳气的生长而鸣叫。

## 2. 小寒养生

（1）食疗养生

①黄芪牛肉汤

原料：牛肉（瘦）1000克，黄芪12克，党参12克，大葱20克，姜15克，料酒20克，小葱5克，胡椒粉1克，盐10克，味精2克。

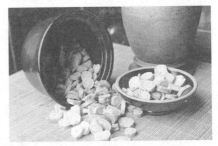

**黄芪**

做法：将黄芪、党参洗净；经过加工装于双层纱布袋内封住口做成中药包；牛肉洗净，切成5厘米长、3厘米宽的块；姜、葱洗净；砂锅置大火上，倒入鲜汤2000克，放入牛肉块、中药包煮沸，撇去浮沫；加姜、葱、料酒，移至小火上炖熟透；拣去中药包、姜、葱，加入精盐、胡椒粉、味精、葱花即成。

适宜于气短体虚、筋骨酸软、贫血久病及面黄目眩之人。

②干姜肉桂羊肉汤

原料：羊肉(瘦)150克、干姜30克、肉桂15克。盐1克，大葱3克，花椒粉1克。

做法：羊肉切块，与干姜、肉桂共炖至肉烂，调入盐、葱花、花椒面，即可。

适宜阳虚怕冷、四肢不温、腰膝冷痛之人。

（2）导引养生——小寒只手擎天式

只手擎天式，一手托天、一手按地，转头目视上托之掌，如擎天柱一般，因此名为只手擎天式。在小寒导引术中，不仅有强壮腰肾作用的练习，同时也加入了拔伸、托举等生发阳气的动作练习，正是体现了阴极而阳的自然之理。

**大寒节气养生**

大寒，为一年二十四节气中的第二十四个节气，它既是冬季的最后一个节气，也是二十四节气的最后一个节气，每年太阳运行至黄经300°时即为大寒。大寒节气，一般是从每年的1月20日前后开始到2月5日前后结束。

**1. 大寒三候**

大寒的三候为：一候鸡乳；二候征鸟厉疾；三候水泽腹坚。意思是说：大寒节气之后五日，母鸡便开始孵小鸡了；再五日，鹰隼之类的征鸟，处于捕食能力极强的状态中，盘旋于空中到处寻找食物，以补充身体的能量抵御严寒；又五日，水域中的冰一直冻到水中央，并且最结实、最厚。

**2. 大寒养生**

（1）起居养生

①戴围巾防颈寒：颈部是人体的"要塞"，不但布满了血管，而且还有很多重要的穴位。穿立领装或戴围巾，不但能挡住寒风，给脖子保暖，还对预防高血压病、心血管病、失眠等健康问题有一定的好处。

②双手搓腰防腰寒：双手搓腰有助于疏通带脉、强壮腰脊和固精益肾。具体的做法是：两手对搓发热后，紧按腰眼处，稍停片刻，然后用力向下搓到尾椎骨（长强穴）。每次做50～100遍，早、晚各做1次。

③常做足浴防脚寒：足浴要注意以下三点。第一是温度，水温最好40℃左右，水

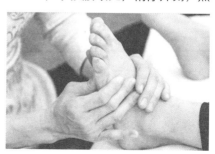

淹没踝关节处；第二是时间，每次浸泡时长为 20～30 分钟，不时添加热水保持水温，泡后皮肤呈微红色为好；第三是按摩，泡完后擦干脚部水分，用手按摩足趾和脚掌心 2～3 分钟。

④冷水搓鼻防鼻寒：天冷后"凉燥"更显，因此每天早、晚用冷水洗鼻有利于增强鼻黏膜的免疫力，可预防鼻炎发作。

⑤多晒太阳养生息：大寒时节天寒地冻，早晚出行最好在日出后、日落前。冬日晒太阳可以有效补充人体阳气，增强身体抵抗力。

（2）导引养生——大寒单腿地支式

大寒单腿地支式，所谓单腿，就是用特定的姿势"锁住"一条腿气血的运行，而专门练习另一条腿，然后再进行另外一条腿的练习；所谓地支，是指下盘腰腿功夫的练习及武功中地躺招式的运用。大寒导引术，相对于其他节气的导引术而言，其运动量、运动强度都偏大，尤其是对于腰腿的练习，这样的练习可以达到强健腰腿、滋补肝肾、延缓衰老的作用。

# 第六章　中医运动养生

　　静以养心，动以炼身，一动一静，正合一阴一阳之妙，也是中医养生的精髓所在。在漫长的历史中，中医积累了大量行之有效的运动养生锻炼法，只要方法正确，长期坚持，对身心健康、延年益寿大有裨益。

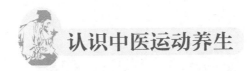

# 认识中医运动养生

养生最早见于《庄子·内篇》，又称为"摄生"。养生，就是沿着生命的发展轨迹，达到保养生命、健康精神、增进智慧、延长寿命的目的，这是一种对生命和健康的本能。养生作为中国传统文化中天人合一感应过程的一种理解，它追求阴阳的平衡与动静的结合。即人们要想一直保持健康的状态，除锻炼外，还需要心理、生理等各方面的平衡。因此可以说人类的健康长寿是要在运动与养生基础上的协调平衡才能够达到的。

随着生活水平的提高，人们对生活质量身心健康的要求日益提高，强身健体、益寿延年越来越成为人们追求的目标。"生命在于运动"，运动锻炼在人类健康事业中有着举足轻重的意义。所谓运动养生，是指运用各种体育运动方式进行锻炼，以达到增强体质、延年益寿为目的的一种养生方法。

##  中医运动养生的起源与发展

中医运动养生历史悠久，文化底蕴深厚，道、儒、释三家对运动养生的形成与发展起到了重要的作用。《庄子·刻意》曰："吐故纳新，熊经鸟伸，为寿而已矣。此导引之士、养性之人，彭祖寿考者之所好也。"说明当时导引、吐纳等已经用来作为养生的方法，并主张动静结合的运动方法。先秦杂家养生思想集中在《吕氏春秋》中，主张动以养形，认为"流水不腐，户枢不蠹"。《黄帝内经》提倡运动养生，认为"久坐""久卧""久立"等都对人体有害，应该"形劳而不倦"，强调"和于术数"。后汉时期名医华佗创编的"五禽戏"，开启了中国传统运动养生方法新的篇章。后世医家将运动养生用于防治疾病中，对其发展起到了重要的作用。

近代是中医运动养生的成熟期。新中国成立后到现在，随着国家对导引、武术等中国传统运动方法的重视，科技的发展，生活水平的提高及人们自身对生活质量要求的提高，运动养生也受到越来越多的关注。从对大批养生古籍的文献整理、养生专著的问世、养生产品的研发与运用，到养生学术交流活动的日益频繁，都说明中医养生受到了各界的广泛重视。

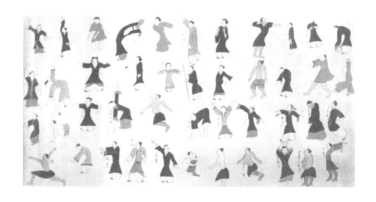

 **中医运动养生的原则**

### 1. 因人而异

人体因为年龄、体质、性别、职业等因素的影响，所选择的运动项目也不尽相同。年轻人应选择活动量大的运动方法，加强形神并练，达到延年益寿的目的；而平素体质较弱或年老者，应选择活动量小，增强脾胃功能的运动方法，来固本补虚，强身健体。平和体质的人群运动重在持之以恒；气虚体质的人群多体瘦，肝火易亢，情绪急躁，应选择以练"意"为主的运动方式，适合做中小强度、间断性的身体锻炼，如太极拳、八段锦、气功等，锻炼时要注意控制出汗量；阳虚体质的人群多较怕寒，易受风寒侵袭，锻炼时要多注意保暖避寒。一般选择在阳光充足的上午锻炼，运动量不宜过大，不可大量出汗，可选择一些适当的短距离跑和跳跃运动等，根据不同体质，选择不同的运动方式，达到"形神共养"的目的。

### 2. 因时而异

《素问·上古天真论》："上古之人，其知道者，法于阴阳，和于术数……不妄作劳，故能形与神俱。"指出人要顺应四时阴阳，以保养阳气，运动亦然。时令的改变，运动养生的方法也应随之改变。《素问·四气调神大论》："春三月，夜卧早起，广步于庭……养生之道也。"夏三月为蕃秀之季，万物欣欣向荣，气温较高，此时应选择较为和缓的运动项目；秋三月为容平之季，既是收获中的季节，也是万物凋零的季节，易使人情绪不畅，此时应选择集体性的运动项目；冬季为闭藏之季，气温较低，此时应多选择室内运动项目。说明人处于天地之间，必须顺应自然的变化。

### 3. 因地而异

地域不同，自然地理条件、气候环境和社会发展程度不同，所处的生活环境亦不同，人体所形成的基本性格和体质也不相同，对某种疾病的易感性也不相同。因此，运动养生要顺应地域的差异，积极主动地采取相适应的运动养生方法进行养生。如北方人多身材高大，性格豪爽，体质较壮，抵御邪气的能力较强，比较适合一些动功，或运动量较大的运动项目；而南方人身材较北方人矮小且心思细腻，体质弱些，比较适合静功，或运动量稍小些的运动项目。

当然也不能一概而论，需要结合个人具体的体质、身体状况来论。

### 4. 循序渐进

在进行运动时，应根据自己身体的情况循序渐进地进行锻炼。功法要由易到难，量要由小到大，时间由短到长。要掌握运动量的大小，太小达不到锻炼的目的，过大则超过了人体的承受能力，反而使身体因过度运动而受损，因此，运动要循序渐进，切不可急于求成。运动养生必须长期坚持不懈，才能起到养生保健的效果。

### 5. 动静结合

《礼记》中曾这样说："张而不弛，文武弗能也；弛而不张，文武弗为也。一张一弛，文武之道也。"文、武，原指周文王、周武王。拉开弓弦称"张"，放开弓弦称"弛"。这句话的原意就是，治理天下必须宽严结合。后来，人们更多地用这句话来比喻生活中必须劳逸结合，才能达到养生的目的。

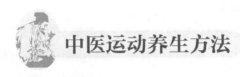

# 中医运动养生方法

 **太极拳**

## 1. 简介

太极拳是我国传统的运动项目之一，以《易经》哲学理论为指导思想，太极图圆柔连贯、阴阳合抱之势为运动养生原则。太极拳取名来源于《太极图说》："无极而太极，太极动而生阳，静而生阴，一动一静，互为其根。"阴阳之道乃太极拳运动的基础，是太极拳运动的规律所在。

## 2. 养生机理

中医学推崇的最高养生方法是形神共养，太极拳在外主动而养形，在内主静而养神。事实上太极拳的动作节节贯穿，重心的虚实转换、刚柔变化、快慢相间等都是在意念的指导下进行的。总之，意念不止、动作不息体现了太极拳形神兼修、动静结合的特点，从而达到内外合一。

现代医学研究证实，太极拳是一种轻柔徐缓、以柔为主、柔中带刚的健身运动，要求练习和呼吸密切结合，对促进练习者的身心健康，起着积极作用。在生理方面其对神经系统、运动系统、心血管系统等都具有良好的保健和医疗作用，长期练习能达到祛病健身、修身养性、延年益寿的作用。

在心理健康方面，太极拳尤其能助人保持良好的心境、和谐的人际关系，促进个人与社会的协调。

### 3. 动作说明

太极拳练习一般不受地点限制，但最好选择安静和空气新鲜的场所，早晚为宜，最好在清晨。每日练习1～2次，每次1～2遍。练拳时，应选择宽松的衣服，穿平底鞋，不佩戴首饰、手表等，全身要放松，姿势自然，呼吸均匀，精神专注，心情愉悦。下面介绍一下国家体育总局编撰的二十四式简化太极拳。

（1）起式

左脚向左分开到两脚平行与肩同宽。随后两臂慢慢向前举，自然伸直，两手心向下。然后两腿慢慢屈膝半蹲，同时两掌轻轻下按至腹前。

注意起脚时先提脚跟，高不过足踝，落脚时前脚掌先着地，要做到点起点落、轻起轻落。屈膝时松腰敛臀，上体保持正直，两掌下按时沉肩垂肘。

（2）野马分鬃

第一步：上体稍右转，右臂屈抱于右胸前，左臂屈抱于腹前，成右抱球，左脚收至右脚内侧成丁步。然后上体左转，左脚向左前方迈出一步，成左弓步。同时两掌前后分开，左手心斜向上，右手按至右胯旁，两臂微屈。此为"左野马分鬃"。

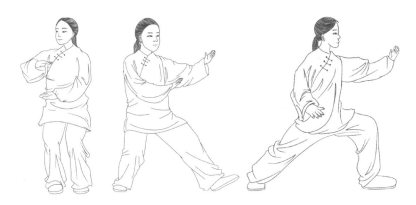

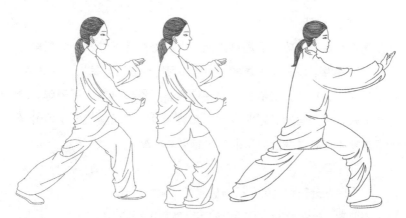

第二步：重心稍向后移，左脚尖翘起外撇。上体稍左转，左手翻转在左胸前屈抱，右手翻转前摆，在腹前屈抱，成左抱球，重心移至左腿，右脚收至左脚内侧成丁步。然后上体右转，右脚向右前方迈出一步，成右弓步。同时两掌前后分开，右手心斜向上，左手按至左胯旁，两臂微屈。此为"右野马分鬃"。

第三步：按照第一步再进行一次"左野马分鬃"。

（3）白鹤亮翅

上体稍左转，右脚向前跟步，落于左脚后；同时两手在胸前屈臂抱球。随后，上体后坐并向右转体，左脚稍向前移动，成左脚

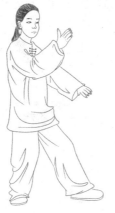
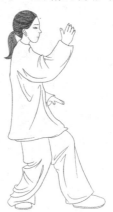

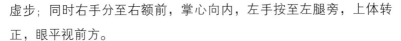

虚步；同时右手分至右额前，掌心向内，左手按至左腿旁，上体转
正，眼平视前方。

　　注意抱球与跟步要同时，转身时身体侧转不超过45°，左脚前
移与分手同时完成。

　　（4）搂膝拗步

　　第一步：上体右转，右手至头前下落，经右胯侧向后方上举，
与头同高，手心向上，左手上摆，向右划弧落至右肩前，左脚收至
右脚内侧成丁步，眼视右手；随后，上体左转，左脚向左前方迈出
一步成左弓步，左手经膝前上方搂过，停于左腿外侧，掌心向下，
指尖向前，右手经肩上，向前推出，右臂自然伸直。

　　第二步：重心稍后移，左脚尖翘起外撇，上体左转，右脚收至左
脚内侧成丁步。右手经头前划弧摆至左前肩，掌心向下，左手向左上
方划弧上举，与头同高，掌心向上，眼视左手。随后，上体右转，右
脚向右前方迈出一步成右弓步，右手经膝前上方搂过，停于右腿外
侧，掌心向下，指尖向前，左手经肩上，向前推出，左臂自然伸直。

　　第三步：和第二步的动作相同，唯左右相反。

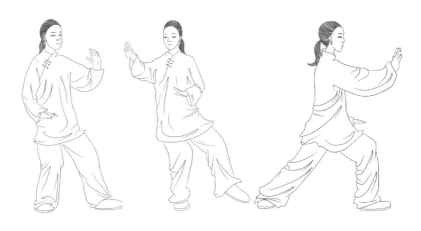

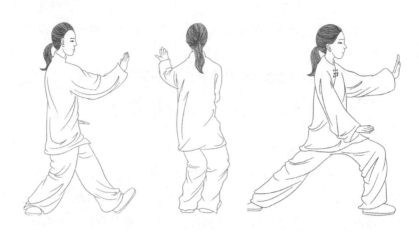

（5）手挥琵琶

右脚向前收拢半步落于左脚后，右臂稍向前伸展；上体稍向左回转，左脚稍前移，成左虚步；两臂屈肘合抱，右手与左肘相对，掌心向左。注意两手摆掌时有上挑并向里合之意。合臂时腰下沉，两臂前伸，腋下虚空。

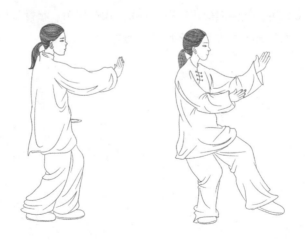

（6）左右倒卷肱

第一步：上体稍右转，两手翻转向上，右手随转体向后上方划

弧上举至肩上耳侧，左手停于体前；上体稍左转；左脚提起向后退
一步，脚前掌轻轻落地，眼视左手。

第二步：上体继续左转，重心后移，成右虚步；右手推至体
前，左手向后、向下划弧，收至左腰侧，手心向上，眼视右手。

第三步：相同动作，唯左右相反做一次第一步。

第四步：相同动作，唯左右相反做一次第二步。

第五步：按照第一步至第四步的完整动作，重复做一遍。

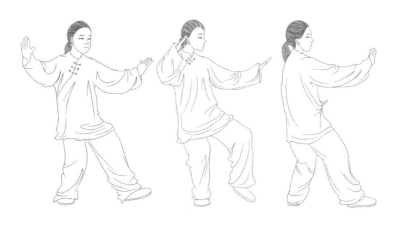

（7）左揽雀尾

第一步：上体右转，右手向侧后上方划弧，左手在体前下落，
两手呈右抱球状，左脚收成丁步。

第二步：上体左转，左脚向左前方迈成左弓步；两手前后分开，左
臂半屈向体前绷架，右手向下划弧按于左胯旁，五指向前，眼视左手。

第三步：上体稍向左转，左手向左前方伸出，同时右臂外旋，
向上、向前伸至左臂内侧，掌心向上。

第四步：上体右转，身体后坐，两手同时向下经腹前向右后方
划弧后捋，右手举于身体侧后方，掌心向外，左臂平屈于胸前，掌
心向内；眼视右手。

第五步：重心前移成左弓步；右手推送左前臂向体前挤出，两臂撑圆。

第六步：上体后坐，左脚尖翘起；左手翻转向下，右手经左腕上方向前伸出，掌心转向下，两手左右分开与肩同宽，两臂屈收后引，收至腹前，手心斜向下。

第七步：重心前移成左弓步；两手沿弧线推至体前。

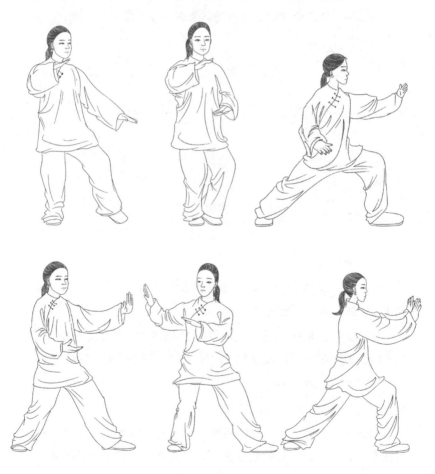

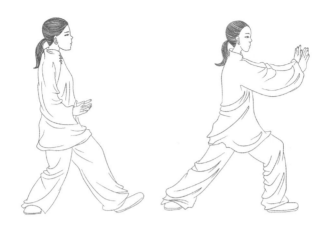

（8）右揽雀尾

第一步：重心后移，上体右转，左脚尖内扣；右手划弧右摆，两手平举于身体两侧，头随右手移转。

第二步：左腿屈膝，重心左移，右脚收成丁步；两手呈左抱球状。

第三步至第八步与"左揽雀尾"的第二步至第七步的动作相同，唯左右相反。

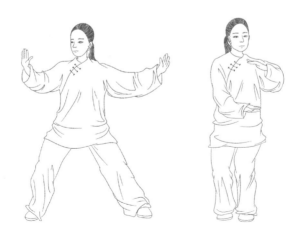

（9）单鞭

上体左转，左腿屈膝，右脚尖内扣；左手向左划弧，掌心向外，右手向左划弧至左肘前，掌心转向上，视线随左手运转。随后，上体再右转，右腿屈膝，左脚收成丁步。右手向上向左划弧，至身体右前方变成勾手，腕高与肩平，左手向下、向右划弧至右肩前，掌心转向内，眼视勾手；最后上体左转，左脚向左前方迈出成左弓步，左手经面前翻掌向前推出。

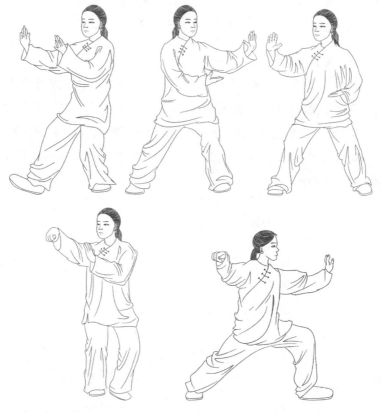

（10）云手

第一步：上体右转，左脚尖内扣，左手向下、向右划弧至右肩前，掌心向内，右勾手松开变掌。

第二步：上体左转，重心左移，右脚向左脚收拢，两腿屈膝半蹲，两脚平行向前成小开立步。左手经头前向左划弧运转，掌心渐渐向外翻转，右手向下、向左划弧运转，掌心渐渐转向内，视线随左手运转。

第三步：上体右转，重心右转，左脚向左横开一步，脚尖向前。右手经头前向右划弧运转，掌心逐渐由内转向外，左手向下、向右划弧，停于右肩前，掌心渐渐翻转向内，视线随右手运转。

第四步：重复第二步和第三步。

第五步：再重复一次第二步。

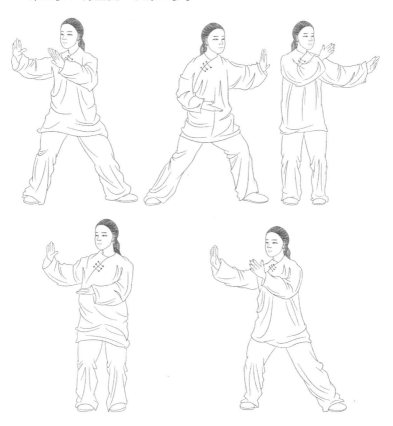

（11）单鞭

上体右转，重心右移，左脚跟提起；右手向左划弧，至右前方掌心翻转变勾手。左手向下向右划弧至右肩前，掌心转向内，眼视勾手；然后上体左转，左脚向左前方迈出成左弓步，左手经面前翻掌向前推出。

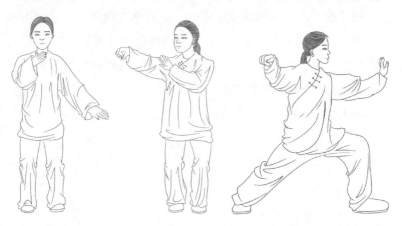

（12）高探马

后脚向前收拢半步，右手勾手松开，两手翻转向上，肘关节微屈；随后，上体稍右转，重心后移，左脚稍向前移成左虚步；上体左转，右手经头侧向前推出，左臂高探马屈收至腹前，掌心向上。

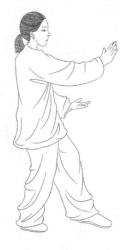

（13）右蹬脚

第一步：上体稍左转，左脚提收向左前方迈出，脚跟着地；右手稍向后收，左手经右手背上方向前穿出，两手交叉，左掌心斜向上，右掌心斜向下。

第二步：重心前移成左弓步；上体稍右转，两手向两侧划弧分开，掌心皆向外，眼视右手。

第三步：右脚成丁步；两手向腹前划弧相交合抱，举至胸前，右手在外，两掌心皆转向内。

第四步：两手手心向外撑开，两臂展于身体两侧，肘关节微屈，腕与肩平；左腿支撑，右腿屈膝上提，脚跟用力慢慢向前上方蹬出，脚尖上钩，膝关节伸直，右腿与右臂上下相对，方向为右前方约30°；眼视右手。

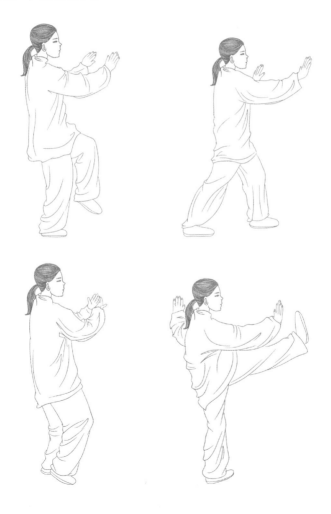

（14）双峰贯耳

右小腿屈膝回收，左手向体前划弧，与右手并行落于右膝上方，掌心皆翻转向上；随后，右脚下落向右前方上步成右弓步；两手握拳经两腰侧向上、向前划弧摆至头前，两臂半屈成钳形，两拳相对，同头宽，拳眼斜向下。

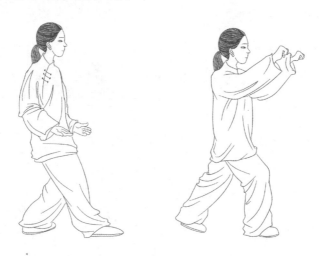

（15）转身左蹬脚

第一步：重心后移，左腿屈坐，上体左转，右脚尖内扣；两拳松开，左手向左划弧，两手平举于身体两侧，掌心向外，眼视左手。

第二步：重心右移，右腿屈膝后坐，左脚收至右脚内侧成丁步；两手向下划弧交叉合抱，举至胸前，左手在外，两手心皆向内。

第三步：两手手心向外撑开，两臂展于身体两侧，肘关节微屈，腕与肩平；右腿支撑，左腿屈膝上提，脚跟用力慢慢向前上方蹬出，脚尖上勾，膝关节伸直，左腿与左臂上下相对，方向为左前方约30°；眼视左手。

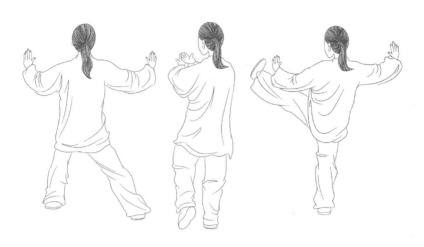

（16）左下势独立

第一步：左腿屈收于右小腿内侧。上体右转，右臂稍内合，右手变勾手，左手划弧摆至右肩前，掌心向右，眼视勾手。

第二步：上体左转，右腿屈膝，左腿向右前方伸出成左仆步。左手经右肋沿左腿内侧向左穿出，掌心向前，指尖向左，眼视左手。

第三步：重心移向左腿成左弓步，左手前穿并向上挑起，右勾手内旋，置于身后。

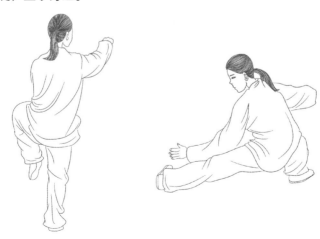

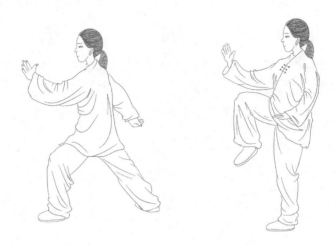

第四步：上体左转，重心前移，右腿屈膝提起成左独立步。左手下落按于左胯旁，右勾手下落变掌，向体前挑起，掌心向左，高与眼平，右臂半屈成弧。

（17）右下势独立

第一步：右脚落于左脚右前方，脚前掌着地，上体左转，左脚以脚掌为轴随之扭转；左手变勾手向上提举于身体左侧，高与肩平，右手划弧摆至左肩前，掌心向左；眼视勾手。

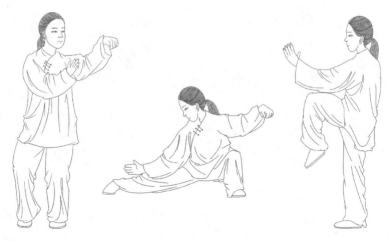

第二步至第四步同"左下势独立"的第二步至第四步的动作，唯左右相反。

（18）左右穿梭

第一步：左脚向左前方落步，脚尖外撇，上体左转，收右脚，两手呈左抱球状。

第二步：上体右转，右脚向右前方上步成右弓步；右手向前上方划弧，翻转上举，架于右额前上方，左手向后下方划弧，经肋前推至体前，高与鼻平，眼视左手。

第三步：重心稍后移，右脚尖外撇，左脚收成丁步；上体右转，两手在右肋前上下相抱。

第四步：同第二步，唯左右相反。

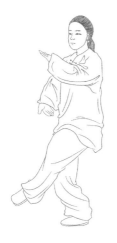
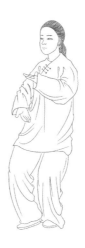

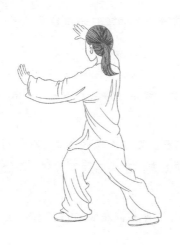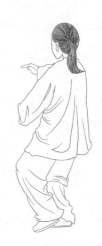

（19）海底针

右脚向前收拢半步，随之重心后移，右腿屈坐；上体右转，右手下落屈臂提抽至耳侧，掌心向左，指尖向前，左手向右划弧下落至腹前，掌心向下，指尖斜向右。

随后，上体左转向前俯身，左脚稍前移成左虚步；右手向前下方斜插，左手经膝前划弧搂过，按至左大腿侧，眼视右手。

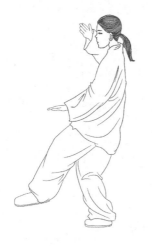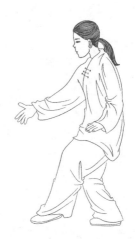

（20）闪通臂

上体右转，恢复正直；右手提至胸前，左手屈臂收举，指尖贴近右腕内侧，左脚收至右脚内侧；随后，左脚向前上步成左弓步；左手推至体前，右手撑于头侧上方，掌心斜向上，两手分展，眼视左手。

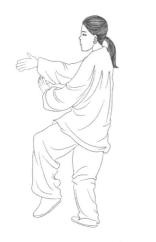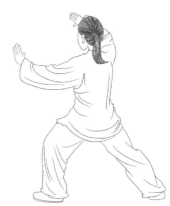

（21）转身搬拦捶

第一步：重心后移，右腿屈坐，左脚尖内扣；身体右转，右手摆至体右侧，左手摆至头左侧，掌心均向外；眼视右手。

第二步：重心左移，左腿屈坐，右腿自然伸直；右手握拳向下、向左划弧停于左肋前，拳心向下，左手举于左额前，眼向前平视。

第三步：右脚提收至左脚内侧，再向前迈出，脚跟着地，脚尖外撇；右拳经胸前向前搬压，拳心向上，高与胸平，肘部微屈，左手经右前臂外侧下落，按于左胯旁，眼视右拳。

第四步：上体右转，重心前移，右拳向右划弧至体侧，拳心向下，左臂外旋，向体前划弧，掌心斜向上。

第五步：左脚向前上步，脚跟着地。左掌拦至体前，掌心向右，右拳翻转收至腰间，拳心向上，眼视左掌。

第六步：上体左转，重心前移成左弓步。右拳向前打出，肘微屈，拳眼向上，左手微收，掌指附于右前臂内侧，掌心向右。

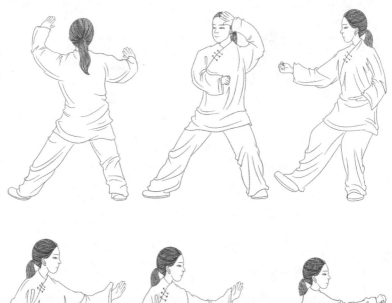

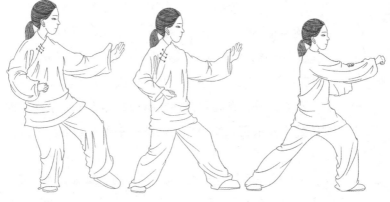

（22）如封似闭

第一步：左手翻转向上，从右前臂下向前穿出；同时右拳变掌，也翻转向上，两手交叉举于体前。

第二步：重心后移，两臂屈收后引，两手分开收至胸前，与胸同宽，掌心斜相对，眼视前方。

第三步：重心前移成左弓步，两掌经胸前弧线向前推出，高与肩平，宽与肩同。

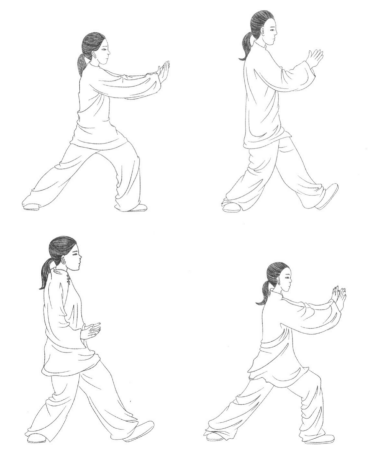

（23）十字手

第一步：上体右转，重心右移，右腿屈坐，左脚尖内扣；右手向右摆至头前，两手心皆向外；眼视右手。

第二步：上体继续右转，右脚尖外撇侧弓，右手继续划弧至身体右侧，两臂侧平举，手心皆向外，眼视右手。

第三步：上体左转，重心左移，左腿屈膝侧弓，右脚尖内扣；两手划弧下落，交叉上举成斜十字形，右手在外，手心皆向内。

第四步：上体转正，右脚提起收拢半步，两腿慢慢直立，两手交叉合抱于胸前。

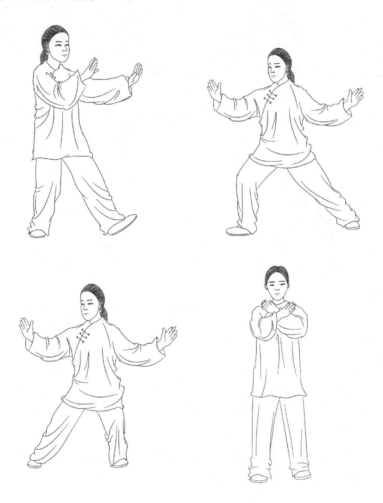

（24）收式

两臂内旋，两手翻转向下分开，两臂慢慢下落停于身体两侧；眼视前方。左脚轻轻收回，恢复成预备姿势。

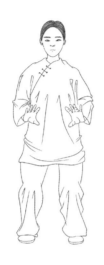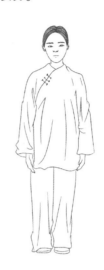

 八段锦

## 1. 简介

八段锦，即八段不同的动作，古人认为这八段动作美如锦绣，故称为八段锦。其名称出自宋·洪迈所著《夷坚志·众妙篇》："政和七年，李似矩为起居郎……尝以夜半时起坐，嘘吸按摩，行所谓八段锦者。"八段锦通过调节呼吸，配合肢体的拉伸、摇摆和旋转等动作，达到柔筋健骨、行气活血、调节五脏六腑的目的。此功法历史悠久，简单易学，功效显著，在我国民间流传非常广泛。从宋代流传到现代，演变出多种流派，有坐式八段锦、立式八段锦等等，内容丰富，各有特色。练习时应做到柔和舒缓，圆活连贯，松紧结合，动静相兼，神与形合，气寓其中。这里主要介绍站式八段锦的详细内容。

**2. 养生机理**

从歌诀可以看出，八段锦是针对脏腑病症的一类健身功法，每一节动作都具有针对性地锻炼各脏腑。

**3. 动作说明**

在进行八段锦动作练习时，以微微出汗为宜。

【预备式】

动作一：两脚并步自然站立；两臂自然垂于体侧；自然呼吸，目视前方。

动作二：随着松腰沉髋，身体重心移至右腿上，左脚向左侧开步，与肩同宽，脚尖向前，目视前方。

动作三：两臂缓缓分别从身体两侧向体前摆起，两臂内旋，掌心向后；两膝稍屈；两臂外旋，向前合抱于腹前呈圆弧形，掌心向内。

**第一式：两手托天理三焦**

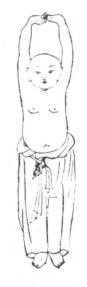

动作一：两臂外旋微下落，两掌五指分开在腹前交叉，掌心向上；两腿缓缓挺膝伸直；两掌上托至胸前。

动作二：手掌由内向外翻转，掌心向上，两臂继续上托，上动不停。

动作三：身体重心慢慢下降，两腿膝关节微屈；十指慢慢分开，两臂分别向身体两侧缓慢下落，两掌捧于腹前，掌心向上，目视前方。

呼吸：配合上举时吸气，下落时呼气。

上述动作反复六次。

### 第二式：左右开弓似射雕

动作一：两脚开立与肩同宽，两膝关节自然伸直。两掌向上于胸前处交叉，左掌在外两掌心向内；目视前方。

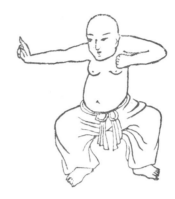

动作二：两腿缓慢屈膝，身体下蹲成马步；右掌屈指成"爪"，向右拉至与右乳同高；左掌成八字掌，食指与大拇指撑圆，其他三指弯曲，向左侧推出。

动作三：身体重心右移；右手五指伸开成掌，向右上划弧，与肩同高，指尖朝上；左手指伸开成掌，掌心斜向后。重心继续右移；左脚回收成站立姿势；两掌分别从两侧下落，捧于腹前，指尖相对。

左右相反，再做一次。然后将全部动作再重复两遍。

做第三遍最后一动作时，身体重心继续左移；右脚回收，成站立姿势，两膝微屈；两掌分别由两侧下落，捧于腹前，指尖相对，掌心向上；目视前方。

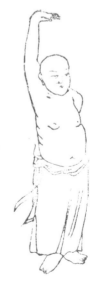

### 第三式：调理脾胃须单举

动作一：两腿缓缓伸直；左手沿左胸前缓缓上举，翻转掌心向上，掌指向右，肘关节微屈，力达掌根，并向左外方用力举托，同时右手下按呼应动作，略停；目视前方。

动作二：身体重心缓缓下降，两膝微屈；左臂屈肘外旋，左掌经面前下落缓缓放下，右手上提迎接左手，最后两手停于腹前。

左右相反，再做一次。然后将全部动作再重复两遍。

做第三遍最后一动作时，两腿膝关节微屈；双臂屈肘，手掌下按于髋旁，掌心向下，掌指向前；目视前方。

### 第四式：五劳七伤往后瞧

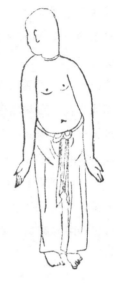

动作一：两腿慢慢挺膝伸直；两臂伸直，掌心向后，指尖向下，目视前方。然后，两臂充分外旋，掌心向外；头向左后转，稍停片刻；眼看左斜后方。

动作二：身体重心缓缓下降；两腿膝关节微屈；两臂内旋按于两髋旁，掌心向下，指尖向前；目视前方。

左右相反，再做一次。然后将全部动作再重复两遍。

### 第五式：摇头摆尾去心火

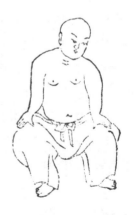

动作一：身体重心慢慢左移；右脚向右横开一步站立，两膝自然伸直；两掌上托与胸同高时，两臂内旋，两掌继续上托至头上方，肘关节微屈，掌心向上，指尖相对；目视前方。

动作二：两腿慢慢屈膝下蹲，成马步；两臂向两侧下落，两掌扶于膝盖上方，肘关节微屈，小指侧在前，虎口向内；目视前方。

动作三：身体重心稍向上升，然后向后右方移；上身先向右倾，随后向右前方俯身，眼看右脚；身体重心向左移，上身由右向左前方旋转，眼随身体转动而视左脚。

动作四：身体重心右移，成马步；头向后摇，上体立起，随之下颏微收；目视前方。

左右相反，再做一次。然后将全部动作再重复两遍。

### 第六式：两手攀足固肾腰

动作一：两膝伸直站立；十指指尖向前、两臂向前上举起，肘关节伸直，掌心向前；目视前方。

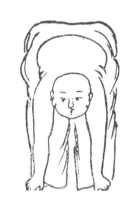

动作二：两臂外旋，屈肘，两掌慢慢下落于胸前，掌心向下，指尖相对。两臂外旋，掌心向上，顺腋下向后插；两掌心向内沿脊柱两侧向下摩运，经臀部、脚两侧至脚面，目视前下方，动作略停。

动作三：两掌沿地面前伸，随之用手臂缓慢带动上身起立，两臂伸直上举，掌心向前；目视前方。

上述动作共做六次，然后两手收于腹前，目视前方。

### 第七式：攒拳怒目增气力

动作一：身体重心右移，左脚向左横开一步；两腿缓缓屈膝下蹲，成马步；两掌握固，置于腰侧，拳眼朝上；目视前方。随后，左拳缓慢用力向前冲出，与肩同高，拳眼朝上；瞪目，视左拳冲出方向。

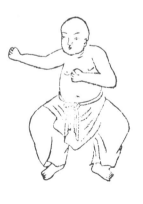

动作二：左臂内旋，左拳变掌，虎口朝下，随后外旋，肘关节微屈；左掌向左缠绕，变掌心向上后握固；眼看左拳。

动作三：屈肘，回收左拳至腰侧，拳眼朝上；目视前方。

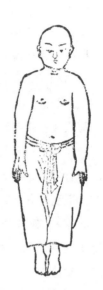

左右相反，再做一次。然后将全部动作再重复两遍。起身，两手置于身侧，目视前方。

### 第八式：背后七颠百病消

两脚跟提起；头上顶，动作稍停；随后，两脚跟下落，轻震地面；目视前方。

【收势】

动作一：两臂内旋，向两侧摆起，与髋同高，掌心向后；随后，两臂屈肘，两掌相叠置于丹田处，男性左手在内，女性右手在内；目视前方。

动作二：两臂自然下落，两掌轻贴于腿外侧；目视前方。

## 五禽戏

### 1. 简介

五禽戏是后汉著名医家华佗在《庄子》"二禽戏"（"熊经鸟伸"）的基础上创编的，是中国古代优秀的医疗保健体操。

《后汉书·华佗传》记载："吾有一术，名五禽之戏：一曰虎，二曰鹿，三曰熊，四曰猿，五曰鸟。亦以除疾，兼利蹄足，以当导引。体有不快，起作一禽之戏，怡而汗出，因以著粉，身体轻便而欲食。普施行之，年九十余，耳目聪明，齿牙完坚。"

### 2. 养生机理

五禽戏的练习要求"形、神、意、气"四个环节缺一不可。

虎戏：分虎举和虎扑。

鹿戏：分鹿抵与鹿奔。

熊戏：分熊运与熊晃。

猿戏：分猿提和猿摘。

鸟戏：分鸟伸与鸟飞。

### 3. 动作说明

【手势】

虎爪：五指张开，虎口撑圆，第一、二指关节弯曲内扣。

鹿角：拇指伸直外张，食指、小指伸直，中指、无名指弯曲内扣。

熊掌：拇指压在食指指端上，其余四指并拢弯曲，虎口撑圆。

猿钩：五指指腹捏拢，屈腕。

鸟翅：五指伸直，拇指、食指、小指向上翘起，无名指、中指并拢向下。

握固：拇指抵掐无名指指根节内侧，其余四肢屈拢收于掌心。

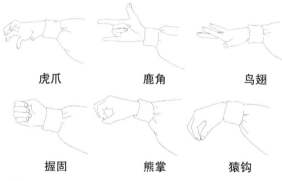

虎爪　　　　　　鹿角　　　　　　鸟翅

握固　　　　　　熊掌　　　　　　猿钩

【起势】

动作一：站立位，头颈正直；两脚并拢，两手自然垂于体侧，掌心向内。

动作二：左脚向左横开一步，稍宽于肩，两膝微屈；两肘微屈，两臂在体前向前上平托。

动作三：两掌向内翻转，掌心向下，并缓慢下按于腹前；随后，两手自然垂于体侧。

**第一戏：虎戏**

（1）虎举

动作一：两手掌心向下，十指撑开，弯曲成虎爪状；随后，两手外旋，小指先弯曲，其余四指依次弯曲握拳；至肩前时，十指撑开，举至头上方再弯曲成虎爪状。

动作二：两掌外旋握拳，拳心相对，慢慢下拉；两拳下拉至肩前时，两拳变掌继续下按。两掌下按至腹前，十指撑开，掌心向下。

如此三次后，两手自然垂于体侧，目视前方。

（2）虎扑

动作一：两手握空拳，沿身体两侧提至肩前上方；上体前俯，挺胸塌腰；两手向前上划弧，十指弯曲成"虎爪"，掌心向下；眼看前方。

动作二：两腿屈膝缓慢下蹲，收腹含胸；两手向下划弧至两膝外侧，掌心向下；眼看前下方。随后，两腿伸膝，挺腹，上身后仰，两膝稍弯曲；两掌握空拳，沿体侧上提至胸部；眼看前上方。

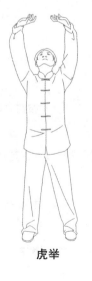
虎举

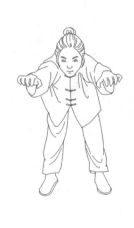
虎扑

动作三：左腿屈膝提起，两拳上举。左脚向前迈出一步，脚跟着地，右腿屈膝下蹲，成左虚步；同时上体前倾，两拳变"虎爪"向前下扑至膝前两侧，掌心向下；眼看前下方。随后上体抬起，左脚收回，开步站立；两手自然下落于体侧，目视前方。

左右相反再做一遍，然后将上述动作全部重复一遍。

虎戏主肝，经常锻炼可以起到舒筋、养肝、明目的作用。

**第二戏：鹿戏**

（1）鹿抵

动作一：两腿微屈，身体重心移至右腿上，左脚经右脚内向左前方迈步，脚跟着地；身体稍向右转；两掌握空拳，拳心向下，与肩齐平；眼随手动，看右拳。

动作二：身体重心前移；左腿屈膝，脚尖稍向外展踏实，右腿伸直蹬实；身体左转，两掌成"鹿角"，向左上后方划弧，掌心向外，指尖朝后，左臂弯曲外展平伸，肘抵靠左腰侧；右臂举至头前，向左后方伸抵，掌心向外，指尖朝后；眼看右脚跟。随后，身体右转；左脚收回，开步站立；同时两手右下划弧，两掌握空拳下落于体前；眼看前下方。

左右相反再做一遍，然后将上述动作全部重复一遍。

（2）鹿奔

动作一：左脚向前跨一步，屈膝，右腿伸直成左弓步；两手握空拳，向前上划弧至体前，屈腕，高与肩平，与肩同宽，拳心向下；目视前方。

动作二：身体重心后移；左膝伸直，右腿屈膝；低头，弓背，收腹；两臂内旋，两掌前伸，掌背相对，拳变成"鹿角"。

动作三：身体重心前移，上身抬起；右腿伸直，左腿屈膝，成左弓步；松肩沉肘，两臂外旋，"鹿角"变空拳，与肩齐平。

223

动作四：左脚收回，成站立位；两拳变掌，收于体侧，指尖向下。

左右相反再做一遍，然后将上述动作全部重复一遍。

鹿戏主肾，经常练习鹿戏，可以刺激肾脏，起到壮腰强肾的作用。

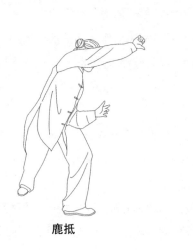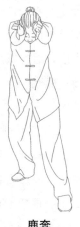

鹿抵　　　　　　　　　　　　鹿奔

**第三戏：熊戏**

（1）熊运

动作一：两掌握空拳成"熊掌"，拳眼相对，垂于下腹部；眼看两拳。

动作二：以腰、腹为轴，上体做顺时针摇晃；两拳随之沿右肋部、上腹部、左肋部、下腹部画圆；目随上体摇晃环视。

如此反复两次。随后，按照同样方法左右相反再做一次。最后两拳变掌下落，自然垂于体侧，目视前方。

（2）熊晃

动作一：身体重心右移；左髋上提，牵动左脚离地，再左膝微屈；两掌握空拳成"熊掌"；眼看左前方。

动作二：身体重心前移；左脚向左前方落地，全脚掌踏实，脚尖朝前，右腿伸直，成左弓步；身体向右转，左臂内旋前靠，左拳摆至左膝前上方，拳心向左；右拳摆至体后，拳心向后；眼看左前方。

动作三：身体左转，重心后坐；右腿屈膝，左腿伸直，成右弓步；转腰晃肩，带动两臂前后弧形摆动；右拳摆至左膝前上方，拳心向右；左拳摆至体后，约与髋同高，拳心向后；眼看左前方。

动作四：身体右转，重心前移；左腿屈膝，右腿伸直成左弓步；同时左臂内旋前靠，左拳摆至左膝前上方，拳心朝左；右拳摆至体后，约与髋同高，拳心向后，眼看左前方。

左右相反再做一遍，然后将上述动作全部重复一遍。最后两拳变掌下落，自然垂于体侧，目视前方。

熊戏主脾，经常练习熊戏，可使不思饮食、腹胀腹痛、腹泻便秘等症状得到缓解。

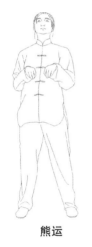

熊运

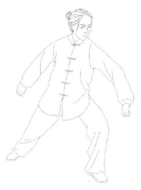

熊晃

### 第四戏：猿戏

（1）猿提

动作一：两掌在体前，手指伸直分开，再屈腕撮拢成"猿钩"，眼看两掌。

动作二：两掌上提至胸部，两肩上耸，收腹提肛；脚跟提起，头向左转；眼随头动，看身体左侧；随后，头转正，两肩下沉，松腹落肛，脚跟着地；"猿钩"变掌，掌心向下；目视前方。

动作三：两掌沿体前下按落于身体两侧，目视前方。

左右相反再做一遍，然后将上述动作全部重复一遍。

（2）猿摘

动作一：左脚向左后方退一步，脚尖点地，右腿屈膝，重心落于右腿上；左肘屈曲，左掌成"猿钩"收至左腰侧；右掌向右前方上摆，掌心向下，眼看右掌。

动作二：身体重心后移；左脚踏实，屈膝下蹲，右脚收至左脚内侧，脚尖点地；右掌向下经体前向左上方划弧至头左侧，掌心对准太阳穴；眼先随右掌动而视，再转头看右前上方。

动作三：右掌内旋，掌心向下，沿体侧下按于左髋侧；眼看右掌。右脚向右前方近出一大步，左腿蹬伸，身体重心前移；右腿伸直，左脚尖点地；右掌向身体右上侧摆动画弧，举至右上侧变"猿钩"，稍高于肩；左掌向前、向上伸举，屈腕撮钩，成采摘势；目视左掌。

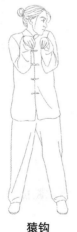

猿钩

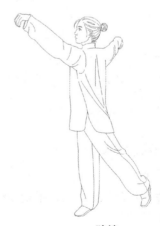

猿摘

动作四：身体重心后移；左掌由"猿钩"变为"握固"，右手变掌，自然中回落于体前，虎口向前。随后，左膝微屈下蹲，右脚收至左脚内侧，脚尖点地；左臂屈肘收至左耳旁，掌指分开，掌心向上，成托桃状。右掌经体前向左画弧至左肘下捧托；目视左掌。

左右相反再做一遍，然后将上述动作全部重复一遍。

起身，左脚向左横开一步，两腿直立，两手自然垂于体侧。目视前方。

猿戏主心，心主血脉，常练猿戏，可以改善心悸、失眠多梦、盗汗、肢冷等症状。

### 第五戏：鸟戏

（1）鸟伸

动作一：两膝微屈下蹲，两掌在腹前相叠。

动作二：两掌经体前向上举至头前上方，掌心向下，指尖向前；身体向前倾，提肩，缩项，挺胸塌腰；眼看前下方。

动作三：两膝微屈下蹲，两掌相叠缓慢下按至腹前，眼看两掌。

动作四：身体重心右移；右腿伸直，左腿伸直向后抬起，两掌左右分开，掌成"鸟翅"，从身体两侧向后方摆起，掌心向上；抬头，伸颈，挺胸，塌腰；目视前方。

左右相反再做一遍，然后将上述动作全部重复一遍。左脚下落，成站立位，自然垂于体侧；目视前方。

（2）鸟飞

两膝微屈；两掌成"鸟翅"合于小腹前，掌心相对；眼看前下方。

动作一：左腿屈膝提起，小腿自然下垂，脚尖朝下，右腿伸直独立；两掌成展翅状，在体侧平举向上，略高于肩，掌心向下；目视前方。

动作二：左脚下落在右脚旁，脚尖着地，两膝微屈；两掌画圆下落合于腹前，掌心相对，指尖斜向下；眼看前下方。

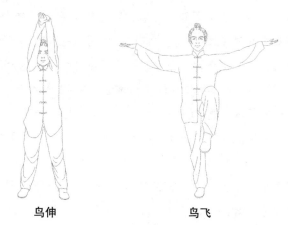

鸟伸　　　　　　　　　　　　鸟飞

动作三：左腿屈膝提起，小腿自然下垂，脚尖朝下，右腿伸直独立；两掌经体侧，向上举至头顶上方，掌背相对，指尖向上；目视前方。

动作四：左脚下落在右脚旁，全脚掌着地，两膝微屈；两掌画圆下落合于腹前，掌心相对，指尖斜向下；眼看前下方。

左右相反再做一遍，再将上述动作全部重复一遍，然后两掌经体前，向身体侧前方举起，与肩同高，掌心向上；目视前方。屈肘，两掌经体前内合下接，两臂自然垂于体侧，目视前方。

鸟戏主肺，常练鸟戏，可以增强人体呼吸功能，胸闷气短、鼻塞流涕等症状可以得到缓解。

【收势：引气归元】

动作一：两掌经体侧上举至头顶上方，掌心向下，指尖相对，随后，两掌沿体前缓慢下按至小腹前；目视前方。

动作二：两手缓慢在体前向外划弧至体侧，高与脐平，掌心相对；目视前方。

动作三：两手在小腹前合拢，虎口交叉，叠掌；闭目静养，自然呼吸，意守丹田。数分钟后，两眼慢慢睁开，两手在胸前搓擦至热。

动作四：掌贴面部，上、下擦摩，浴面3～5遍。

动作五：两掌向后沿头项、耳后、胸前下落，两臂自然垂于体侧，目视前方。

动作六：左脚向右脚靠拢，前脚掌先着地，随之全脚踏实，恢复成预备势；目视前方。

 **易筋经**

### 1. 简介

易筋经主要锻炼肌肉、筋骨，也练气和意，是一种意念、呼吸、动作紧密结合的锻炼方法。其出处现在还存有一定的分歧。其功法既有以呼吸吐纳为主的导引内功，又有练掌、臂、指、腿的硬功，两者配合练习功效非凡。一般的健体多以内功为主。

### 2. 养生机理

易筋经通过对人体大小关节、骨骼等较为充分的运动，达到伸筋拔骨的作用，促进组织的血液循环，改善代谢过程，提高关节、骨骼肌肉的灵活性和柔韧性；易筋经的动作较为柔和连贯，动静结合。此功法注重通过脊柱的旋转屈伸，带动四肢、内脏运动，从而达到调整五脏平衡，启动人体潜能，实现强身健体、延年益寿的目的。

中医认为，易筋经的作用主要有：调理三焦之气，调动全身的经气；疏通全身经络，改善呼吸功能，促进气血运行；疏肝理气，调畅情志，益肾强腰，延缓衰老等。

### 3. 动作说明

练习易筋经时要求身心放松，呼吸自然，动作要刚柔相济，有张有弛。练习者要根据自身的身体条件、体质、年龄等实际情况，灵活地选择适合自己活动幅度的姿势进行练习，要循序渐进，由易到难，不可急于求成。

【基本手型】

握固：大拇指抵掐无名指根节，其余四指屈曲收于掌心。

荷叶掌：五指张开，伸直。

柳叶掌：五指并拢，伸直。

龙爪：五指分开，伸直，除中指外，其余四指内收。

虎爪：五指分开，虎口撑圆，第一、二指关节弯曲内扣。

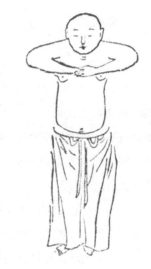

【预备势】

两脚并拢站立，两臂自然垂于体侧；下颌微收，口唇微闭，舌尖轻抵上腭；目视前方。

**第一式：韦陀献杵第一势**

动作：左脚向左横开，与肩同宽，两膝微屈；两臂自然垂于体侧；随后，两臂从体侧向前抬至前平举，高与肩平，掌心相对，指尖向前；然后，两臂屈肘，自然回收至胸前，两掌相合，指尖向斜前上方约30°，掌根置于胸口，眼看前下方。动作稍停片刻。

**第二式：韦陀献杵第二势**

动作：两肘上抬，两掌伸平，指尖相对，掌心向下，两臂高约与肩平；两掌向前平伸，掌心向下，指尖向前；两臂向左右分开至侧平

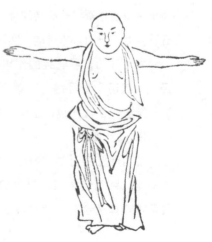

举，掌心向下，指尖向外；然后，五指自然并拢，两掌背屈，坐腕立掌；目视前方。

### 第三式：韦陀献杵第三势

动作一：松腕，同时两臂向前平举内收至胸前，掌心向下，指尖相对，掌与胸相距约一掌；眼看前下方。然后，两掌同时内旋，翻掌至耳垂下，掌心向上，虎口相对，两肘伸展，约与肩平。

动作二：身体重心前移至前脚掌上，脚跟抬起；两掌上托至头顶，掌心向上，两肘伸直；下颌微收，舌抵上腭，咬紧牙关。静立片刻。

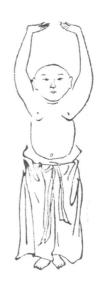

### 第四式：摘星换斗势

左摘星换斗势：

动作一：两脚跟缓缓落地；两手握拳，拳心向外，两臂微下落成侧上举。随后，两拳变掌，掌心斜向上，全身放松。身体向左转，同时屈膝，右臂经体前下摆至左髋，右掌自然张开；左臂经体侧下摆至体后。

动作二：两膝伸直，身体转正向前；同时右手经体前向额上摆至头顶右上方，松腕，肘微屈，掌心向下，手指向左，做"摘星"状；右臂上抬时眼随手视，定势后目视掌心，静立片刻，然后两臂向体侧自然伸展。

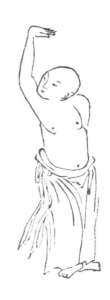

231

右摘星换斗势：

动作同左摘星换斗势，唯方向相反。

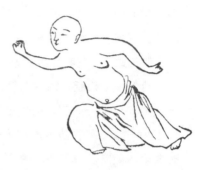

### 第五式：倒拽九牛尾势

右倒拽九牛尾势：

动作一：双膝微屈，身体重心右移，左脚向左侧后方退一步；右脚跟内转，右腿屈膝成右弓步；左手向后下方划弧，右手向前上方划弧，手指逐个相握成拳。随后，身体重心向后移，左膝微屈；腰稍向右转，同时带肩带臂，右臂外旋，左臂内旋，屈肘内收；目视右拳。

动作二：身体重心前移，屈膝成弓步；腰稍左转，以腰带肩带臂，两臂放松前后伸展；眼看右拳。

上述动作重复三遍后，身体重心继续前移至右脚，左脚回收，两脚尖动作向前，成开立姿势；两臂自然垂于体侧；眼看前下方。

左倒拽九牛尾势：

动作同右倒拽九牛尾势，唯方向相反。

### 第六式：出爪亮翅势

动作一：两臂上举，成侧平举，两掌心向前，两臂划弧环抱至体前，高与肩平；随之两臂内收，掌心相对，指尖向上。

动作二：松肩，两臂缓缓前伸，掌向前，成荷叶掌，指尖向上。松腕，两肘微屈收臂，立柳叶掌于胸前。

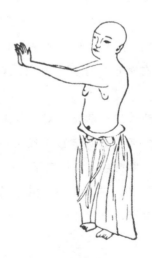

上述动作重复三遍。

### 第七式：九鬼拔马刀势

右九鬼拔马刀势：

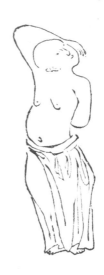

动作一：躯干缓缓向右转。右手外旋，掌心向上；左手内旋，掌心向下。随后，右手由胸前内收经右腋下后向外；左手由胸前伸至左前上方掌心向外。躯干微向左转；右手经体侧摆至头前上方屈肘，由后向左绕头半周，掌心掩左耳，左手经体侧下摆至体后，屈肘，手背贴于脊柱，掌心向后。

动作二：身体右转，展臂扩胸，目视右上方，动作稍停片刻。两膝屈曲；上体左转，右臂内收，含胸。

上述动作重复三遍，然后两膝伸直，身体转正，目视前方；左右手恢复到侧平举，两掌向下，目视前下方。

左九鬼拔马刀势：

动作与右九鬼拔马刀势同；唯方向相反。

### 第八式：三盘落地势

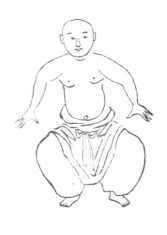

左脚向左横开步，与肩同宽，脚尖向前；眼看前下方。屈膝下蹲；同时沉肩，两掌逐渐用力下按至约与髋同高，两肘微屈，掌心向下，指尖向外。舌尖向前轻抵上下牙之间。翻掌，掌心向上，两肘微屈，上托至平举；缓缓起身，目视前方。

重复三遍。第一遍微蹲，第二遍半蹲，第三遍全蹲。

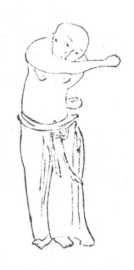

### 第九式：青龙探爪势

左青龙探爪势：

动作一：左脚收回半步，与肩同宽；两手握固，两肘屈曲，两臂内收至腰间，两拳置于腰部，拳心向上；目视前下方。右拳变掌，右臂伸直，掌心向上。然后，右臂屈肘、屈腕，右掌变"龙爪"，指尖向左，右臂向左侧水平伸出；躯干随之向左转约90°，目视右掌指所指方向。

动作二：右爪"变掌"，随之身体向左前俯身屈曲，掌心向下按至左脚外侧；目视下方。躯干由左前屈转至右前屈，并带动右手经左划弧至右脚外侧，手臂外旋，掌心向前，握固；目随手动视下方。身抬起，直立；拳收至腰部，拳心向上；目视前下方。

右青龙探爪势：

与左青龙探爪势动作同，唯方向相反。

### 第十式：卧虎扑食势

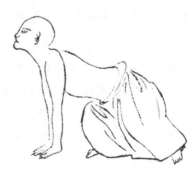

左卧虎扑食势：

动作一：左脚收至右脚内侧成丁步，身体左转约90°，两手握固于腰间。

动作二：左脚向前迈一大步，成左弓步；两拳变虎爪，上提过头；上体向前扑按，如虎扑食；下俯，两"爪"下按，十指着地；后腿屈膝，脚趾着地，脚跟抬起；随后塌腰，挺胸，抬头，瞪目。

动作三：起身，双手握固收于腰间；身体重心后移，左脚尖内扣；身体重心左移，身体右转 180°，右脚收至左脚内侧成丁步。

右卧虎扑食势：

动作与左卧虎扑食势同，但方向相反，起身后转正，成开立姿势。

### 第十一式：打躬势

动作一：两臂屈肘，两掌掩耳，十指按于脑后，指尖相对，食指置于中指上，弹拨中指击打枕部 7 次；目视前下方。

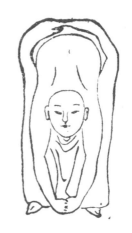

动作二：身体前俯，两腿伸直；目视脚尖，停留片刻，然后起身。

上述动作重复三遍，前俯程度逐次加大，最后起身回复至直立，同时两掌仍掩耳。

### 第十二式：掉尾势

起身直立后，两手猛然拔离双耳。手臂自然前伸，与肩同高，十指交叉相握，掌心向内。翻掌前伸，掌心向外。然后屈肘，翻掌向下内收于胸前；身体前屈塌腰，抬头，两手交叉缓缓下按；目视前方。

头向左后转，同时，臀向左前扭动，目视臀部；两手交叉不动，放松还原至体前屈；往右转再做一次。上述动作重复三遍。

【收势】

两手松开，上体缓缓直立；两臂成侧平举，掌心向上，随后两臂上举，肘微屈，掌心向下；松肩，屈肘，两掌经体前正中下引至小腹部，掌心向下；两臂自然垂于体侧；左脚收回，两脚并拢站立。

 # 六字诀

## 1. 简介

六字诀是一种吐纳法，通过吐气、纳气来锻炼内脏，调节气血。最早出现于南北朝陶弘景所著《养性延命录》中，其曰："凡行气，以鼻纳气，以口吐气，微而引之名曰长息。纳气有一，吐气有六。纳气一者，谓吸也。吐气六者，谓吹、呼、唏、呵、嘘、呬，皆出气也。欲为长息吐气之法，时寒可吹，时温可呼。"到现代，六字诀功法的发展已经较为成熟，推广也较之前广泛。

## 2. 动作说明

【预备式】

站立位，两脚分开，与肩同宽，两膝微屈；两臂自然下垂，放松身心，摒除杂念，下颌微收。

【起势】

动作一：屈肘，两掌十指指尖相对，掌心向上，两掌缓缓上托至胸前；两掌内翻，掌心向下，缓慢下按至肚脐前。

动作二：双膝微屈下蹲，两掌内旋外翻，缓慢向前方拨出，两臂成圆；两掌外旋内翻，虎口向上，十指指尖相对。

动作三：两膝缓慢伸直，两掌缓缓收拢至肚脐前，虎口交叉相握置于腹部。

**第一式：嘘字诀**

动作一：两手分开，掌心向上，小指轻贴腰侧，后收到腰间；两脚不动，上身缓缓向左转90°；右掌从腰间向左侧穿出，伸至与肩同高，同时配合"嘘"字音，两眼渐渐睁圆，眼看右掌伸出方向。

动作二：右掌沿原路收回腰间，身体转回正前方。

左右交替练习，共做六次。

**第二式：呵字诀**

动作一：用鼻缓慢均匀吸气，两掌小指轻贴腰际，微微上提，指尖朝向斜下方。屈膝下蹲，两掌缓慢向前下约45°方向插出，两肘微屈，两掌高与脐平。

动作二：微微屈肘收臂，两掌小指侧相靠，掌心向上，呈捧掌，约与脐相平。

动作三：两膝缓慢伸直，屈肘，两掌捧至胸前，掌心向内。两中指约与下颌同高，眼看前下方。

动作四：两肘外展抬平，与肩同高，两掌内翻，掌心、指尖朝下，掌背相靠。

动作五：两掌缓缓下插，同时口吐呵字音。下插至肚脐前时，两膝微屈下蹲，两掌内旋外翻，掌心向外，缓缓向前拨出，至两臂成圆。

动作六：两掌外旋内翻，掌心向上，呈捧掌；后重复动作三至动作五，共练习六遍。

**第三式：呼字诀**

动作一：两掌向前拨出的动作后，两掌外旋内翻，掌心向内，十指自然张开，指尖斜相对，两掌心距离与掌心到肚脐距离相等，眼看前下方。

动作二：两膝缓缓伸直，两掌缓慢向腹前靠拢，至距离腹前10

厘米处停住。

动作三：两膝微屈下蹲，并口吐"呼"字音。同时，两掌向外撑至两臂成圆形后两膝缓缓伸直，两掌缓慢向肚脐方向靠拢，之后再外撑。如此反复练习六遍。

**第四式：呬字诀**

动作一：两膝缓慢伸直，两手自然下落于小腹前，掌心向上，指尖相对；两掌慢慢向上托至胸前，约与两乳同高。

动作二：两肘下落，夹肋骨；肋两手顺势立掌于肩前，掌心相对，指尖向上。两肩胛骨向脊柱靠拢，展肩扩胸，仰头缩项，目视前上方。

动作三：两膝微屈下蹲，松肩伸颈，两掌慢慢向前平推心向前，同时口吐"呬"字音。

动作四：两腕外旋，掌心向内，指尖相对；两膝慢慢伸直，两掌收至中胸前约10厘米，指尖相对。

动作五：两肘下落，夹住肋骨，两手随之立于肩前，指尖向上，掌心相对；两肩胛骨向脊柱靠拢。

动作六：两膝微屈下蹲，松肩伸颈，头摆正，两掌慢慢向前平推成掌心向前，指尖向上，口吐"呬"字音，目视前方。

动作七：两掌外旋腕，转至掌心向内。两膝缓缓伸直，同时屈肘，两掌缓缓收拢至胸前10厘米；后重复动作五、六，如此反复练习六遍。

**第五式：吹字诀**

动作一：两掌向前推，随后松腕伸掌，指尖向前，掌心向下；两臂向左右分开侧平举，掌心斜向后，指尖向外。

动作二：两臂内旋，两掌向后划弧到腰部，掌心轻贴腰眼部，指尖斜向下。

动作三：两膝微屈下蹲，两掌向下沿腰骶、大腿外侧下滑，下滑时口吐"吹"字音。然后，两肘屈曲提臂环抱于腹前，掌心向内，十指指尖相对，高与脐平，眼看前下方。

动作四：两膝缓缓伸直，两掌向腹部慢慢收回，轻抚腹部，指尖斜向下，虎口相对，眼看前下方；随后，两掌沿带脉向后摩运至后腰部，掌心轻贴腰眼，指尖斜向下，目视前方；后重复动作三。

如此反复练习六遍。

**第六式：嘻字诀**

动作一：两掌自然下落于体前，两掌内旋外翻，掌心向外，掌背相对，指尖向下，目视两掌。

动作二：两膝缓缓伸直，同时提肘带手，上提至胸前；然后，两手继续上提至面前，两掌外开、上举，两臂呈弧形，掌心斜向上，目视前上方。

动作三：屈肘，两手经面前收回至胸前，高与肩平，指尖相对，掌心向下，目视前下方；两膝微屈下蹲，同时配合口吐"嘻"字音。两掌慢慢下按至肚脐前；随后，两掌继续向下、向外分开至距离髋旁 15 厘米左右，掌心向外，指尖向下。

动作四：两掌掌背相对合于小腹前，掌心向外，指尖向下，目视两掌；后重复动作二、三。

重复练习六遍。

【收势】

动作一：两手外旋内翻，转掌心向内，慢慢抱于腹前，虎口交叉相握于肚脐处，两膝缓缓伸直，眼看前下方，静养片刻；然后两掌以肚脐为中心按揉，顺逆时针各 6 圈。

动作二：两掌松开，两臂自然垂于体侧，指尖向下，两掌心贴于两大腿外侧，目视前方。

## 中医的"微运动"

受以上功法的影响，不断派生出更多简单易学而有一定效果的方法。如：

1. 发宜常梳：用梳子轻轻梳头 100 ～ 300 下，从前发际梳至后发际，以头皮有温热感为宜。

2. 面宜多擦：两眼微闭，将两手掌相互搓热后，覆于两腮及下颌部，五指并拢，手小指贴于鼻侧，掌指上推。

3. 目宜常运：两眼微闭，缓缓转动眼球。

4. 耳宜常弹：将两手掌相互搓热后，掌心分别掩紧两耳，让食指着力下滑弹击枕部，使耳能听到鼓鸣的声响。

5. 齿宜常叩：早晨醒来后，先不说话，全身放松，静心宁神，摒弃杂念，口唇微闭，双目轻合，然后使上下牙齿有节奏地互相叩击。

# 参考书目

[1] 徐振林.中医理论体系——经典中医普及本.上海：上海科学技术文献出版社，2017.

[2] 翟华强，赖南沙，王燕平.中药养生基本功.北京：人民卫生出版社，2016.

[3] 王琦.九种体质使用手册.北京：中国中医药出版社，2012.

[4] 王雷.黄帝内经十二时辰养生法大全集·疾病养护卷.北京：化学工业出版社，2013.

[5] 王雷.黄帝内经十二时辰养生法大全集·保健养生卷.北京：化学工业出版社，2013.

[6] 张明亮.二十四节气导引养生法.北京：人民卫生出版社，2014.

[7] 杨力.老中医运动养生经.北京：化学工业出版社，2009.

[8] 陈涤平.中医养生全书.南京：东南大学出版社，2014.

[9] 彭红华，王平.中医学基础概要.西安：西安交通大学出版社，2013.

[10] 魏睦新，陈理.中医推拿一本通.北京：科学技术文献出版社，2009.

[11] 卢红梅.中国传统体育养生概论.长春：吉林大学出版社，2009.

[12] 郭海英.中医养生学.北京：中国中医药出版社，2009.

[13] 国家体育总局健身气功管理中心.健身气功：易筋经、五禽戏、六字诀、八段锦.北京：人民体育出版社，2005.